JN188279

これで安心！

はじめての調剤事務

現場で役立つ調剤事務の全仕事

淺沼 晋／石橋 公美／雑賀 美穂 著

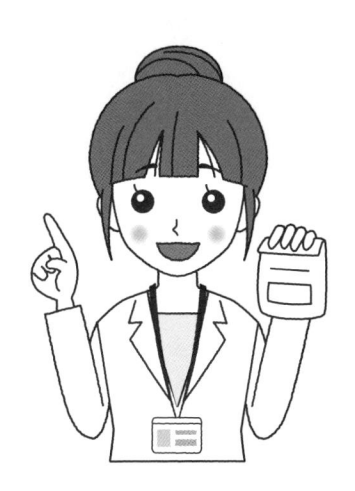

秀和システム

はじめに

　本書を手に取ってくださり心より感謝申し上げます。

　薬局の運営において、調剤事務は薬剤師の心強いパートナーです。
　調剤事務の仕事は、処方箋の受付やレセコン入力、レセプト業務などのメインとなる業務のほか、電話対応や書類の管理、薬局内の美化といった店舗管理業務など多岐にわたります。さらに近年では、薬剤師の調剤業務を補助する役割も期待されています。
　調剤事務になるためには特別な資格などは必要ありません。しかし、調剤事務のメイン業務となるレセコン入力やレセプト業務を行う際には、医療保険や公費負担医療制度、調剤報酬などの知識が必要となります。また、薬局で取り扱う医薬品の名称や専門用語などにも慣れていかなければなりません。
　そこで、調剤事務に必要となる知識や情報を網羅的に学ぶことができる書籍として本書が誕生しました。

　本書は、調剤事務を目指している方や調剤事務になりたての方の入門書としてはもちろん、現役の調剤事務として活躍している方の参考書としてもご活用いただける内容となっています。

　第1章では「薬局業務」として、調剤事務の仕事の概要や薬局の基礎知識、薬局業務の流れ、接遇・マナーについて解説しています。
　第2章は「処方箋と医薬品」、第3章は「医療保険の基礎知識」ということで、調剤事務に必要不可欠な知識について、図や表を交えながらわかりやすく解説しています。

第4章では、調剤事務のメイン業務となる「受付業務とレセコン入力」について、実際の処方箋入力の例を示しながら解説しています。また、薬局の収入の大部分を占める調剤報酬の内容についても詳述しています。

　第5章では、調剤事務が行うことのできる、薬剤師の調剤業務をサポートする「調剤補助業務」について紹介しています。

　第6章では、第4章の「受付業務とレセコン入力」と並んで、調剤事務のメイン業務となる「レセプト」業務の流れとポイントについて、実際のオンライン請求の画面とともに解説しています。

　第7章では、オンライン資格確認や電子処方箋、オンライン服薬指導といった薬局DXの波が押し寄せる薬局業界の中で、調剤事務が「これから求められること」について解説しました。

　最後に第8章では、「スキルアップにつながる資格」として、調剤事務関連の資格と、プラスアルファでの取得をおすすめする資格を紹介しています。

　また、巻末資料として「薬局で扱う主な医薬品」を、医薬品と疾患の簡単な説明とともに掲載しました。

　本書を通じて調剤事務という仕事への理解を深め、調剤事務として薬局を支えていくための一助となりましたらうれしい限りです。

著者を代表して

淺沼　晋

第 2 章　処方箋と医薬品

第3章 医療保険の基礎知識

第 4 章　受付業務とレセコン入力

第5章　調剤補助業務

第6章　レセプト

第 7 章　これから求められるもの

第 8 章　スキルアップにつながる資格

巻末資料

この本の登場人物

みどり薬局の朝は、いつもと少し違う空気が漂っていました。今日から、新しい仲間（調剤事務員）が加わるからです。

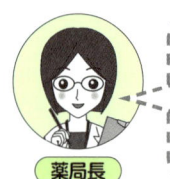

> みなさ〜ん、ちょっと集まってください！　今日は皆さんに新しい調剤事務員の田中さんを紹介します。

田中さんは緊張した様子で一歩前に出て、周りの視線を感じながら深呼吸をしました。

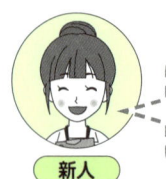

> はじめまして、田中です。今日からこちらでお世話になります。どうぞよろしくお願いします！

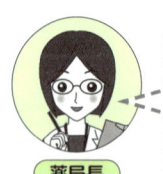

> みどり薬局へようこそ、田中さん！　さっそくだけど、うちにはもう1人、ベテランの調剤事務員がいるんだよ。

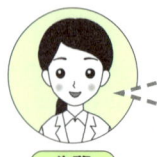

> はじめまして、佐藤です。
> 調剤事務を、ここで10年やってます。

田中さんはその「10年」の響きに思わず驚きの声を漏らしました。

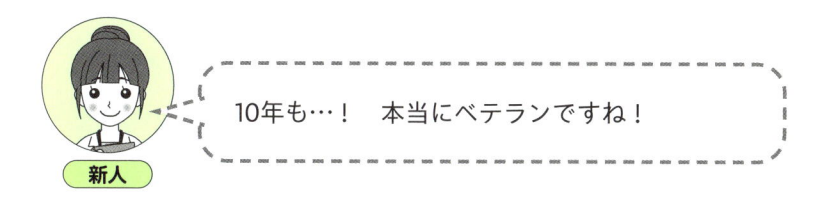

新人

10年も…！　本当にベテランですね！

佐藤さんは少し笑いながら首を振りました。

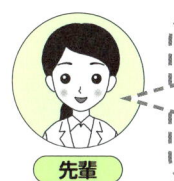

先輩

まだまだですよ。薬局の仕事って奥が深いんです。私もずっと勉強を続けてます。さあ、一緒に頑張りましょう。

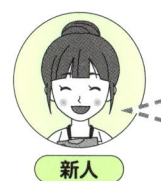

新人

はい、よろしくお願いします！

　こうして、新人調剤事務員の田中さんの、みどり薬局での物語が始まりました。本書では、ベテラン調剤事務員の佐藤さんに助けられながら、田中さんの成長していく姿を描いていきます。

memo

●マークの見方

🔆 **ヒント**　　：専門用語の解説など

📢 **ポイント**　：重要な内容やエッセンス

💬 **アドバイス**：理解を深めるための補足説明

💬 **トリビア**　：関連する豆知識

第 ① 章

薬局業務

ここでは、調剤事務員として必要な薬局
業務の基礎知識を確認していきます。

調剤事務員の仕事

調剤事務員の業務は、メインとなる医療事務のほか、一般的な事務や清掃などの店舗管理、調剤補助など多岐にわたります。

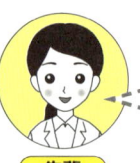
先輩

まずは、調剤事務員の仕事の全体像を確認しましょう！

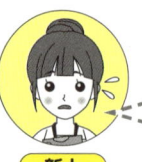
新人

こんなにたくさん…。覚えられるかな…。

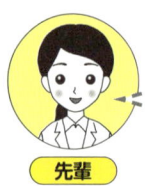
先輩

大丈夫！　順を追って説明するから安心してね！

Advice

仕事は経験を重ねながら覚えよう

調剤事務の仕事には様々な業務があり、薬剤師との丁寧なコミュニケーションも欠かせません。処方箋や医療保険制度など、覚えるべきことは多いですが、焦る必要はありません。実際の業務を通じて、1つひとつ身につけていけば十分です。

●医療事務（受付、レセコン入力、レセプト業務）

　医療事務としての業務は、調剤事務員の仕事の中でもメインとなるものです。内容は、患者さんの受付、**レセコン**（レセプトコンピューター）への処方箋内容の入力、レセプト業務などです。

　レセプトとは、正式名称を**調剤報酬明細書**といい、患者さんが窓口で支払う自己負担分以外の医療費を、医療機関や薬局が健康保険組合などの保険者に請求するための明細書です。レセプトは患者さんごとに毎月作成し、保険者負担分の医療費を、社会保険支払基金や国民健康保険団体連合会を通して保険者に請求します。

　処方箋の内容をレセコンに入力することによって、調剤にかかった費用の合計と患者さんの窓口負担分が計算されます。

　詳しい業務内容については、第3章以降で説明します。

●医療事務としての主な業務

患者さんの受付	レセコン入力	レセプト業務

 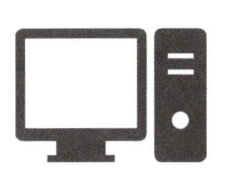 

来局患者さんの受付
（保険薬局では事務員さんが
受け付けることが多い）

レセプトコンピューターに
処方箋内容を入力

患者さんの窓口自己負担分以外の
医療費を健康保険組合などに
請求する

マイナ保険証とは

Hint

健康保険証の利用登録がなされたマイナンバーカードのことで、マイナンバーカードを医療機関や薬局で保険証として利用するものです。

●一般事務

　一般事務としての仕事は、上述の医療事務のような調剤事務特有の業務を除く事務仕事全般です。薬局でも一般的な会社と同じようにたくさんの書類を扱います。医薬品の納品書や請求書、日々の売上などを管理する日計表、経費の精算などを管理する出納帳などです。こうした書類の管理や整理などを、調剤事務員が担っている薬局も多いでしょう。また、電話対応や訪問者への対応なども大切な業務です。

書類の管理	電話対応	訪問者対応

医薬品の納品書、請求書など様々な書類を管理する	薬局への電話に対応する	薬局を訪問する方（病院関係者、MRなど）に対応する

●店舗管理

　店舗管理に関する業務は、薬局内の日々の清掃やゴミ出し、掲示物の管理、消耗品や備品の発注などです。これらは調剤事務員か薬剤師かにかかわらず、スタッフ全員で協力して行うことが大切です。

　特に、薬局内の美化や整理整頓は患者さんの印象に大きく影響するため、手の空いた人が率先して行うようにしましょう。

清掃	消耗品等の管理	掲示物の管理

薬局での日々の清掃、ゴミ出しなど	消耗品、備品などの発注・管理	薬局の様々な掲示物を管理する

● 調剤補助業務

　調剤補助業務は、薬剤師が行う調剤業務を補助する仕事です。詳細については第5章で解説します。原則として調剤は薬剤師しか行うことができませんが、医薬品の取りそろえ（**ピッキング**）などの一部の調剤補助業務は調剤事務員でも行うことができます。

　薬剤師は、患者さんの薬物治療をより良いものとするためにも**服薬指導**などに時間をかける必要があるため、調剤事務員が調剤業務を一部サポートする場面は増えています。

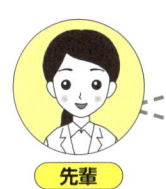

先輩

ここで取り上げた以外にも、OTC☆医薬品（➡ p.92参照）の販売などが業務に含まれる場合があります。

Hint

服薬指導とは

服薬指導は、薬剤師が果たすべき重要な役割の1つです。患者さんが処方薬を安全かつ適切に使用できるよう、医薬品の正しい知識（服用方法や用量、注意すべき副作用、他の薬や食品との相互作用など）をわかりやすく提供するものです。

☆OTC　Over The Counter の略で、「市販薬」や「大衆薬」とも呼ばれる。

薬局にかかわる人々

□MR（医薬品情報担当者）

MR（Medical Representative）は、製薬企業に勤める「医薬品情報担当者」のことで、医師や薬剤師などの医療従事者に、自社の医療用医薬品に関する品質や安全性などの情報を提供することが主な業務です。製薬企業の営業という側面もありますが、医薬品の情報提供にとどまらず、臨床現場で使用された医薬品に関する情報（有効性、副作用など）の収集も重要な業務であり、医薬品の適正使用を促進することを通じて患者さんの健康に寄与する仕事といえます。

MRになるには、製薬企業や教育研修施設が実施する導入教育を受講したあと、公益財団法人MR認定センターが実施する**MR認定試験**に合格する必要があります。

薬局のスタッフは主に、新薬や副作用などの情報を提供してもらう際や、医薬品に関する勉強会などで接する機会があります。

□MS（医薬品卸販売担当者）

MS（Marketing Specialist）は、医薬品卸売販売業の企業に所属する営業担当者のことです。MSの主な業務は、製薬企業から仕入れた医薬品や医療材料、医療機器などを医療機関や薬局に供給することと、医薬品や医療業界に関する種々の情報を提供することです。

MRが自社の医薬品に関してのみ情報提供をするのに対して、MSは様々なメーカーの医薬品に関して情報提供を行います。さらに、MRと相互に情報交換をしながら協働することで、医薬品の適正使用の推進に寄与しています。また、薬価改定の際には、薬局や医療機関の経営者サイドと医薬品の卸売価格について価格交渉を行うこともあります。

薬局のスタッフにとっては、新薬やジェネリックの発売情報、メーカーによる医薬品の回収や流通に関する情報、厚生労働省などの行政機関から発せられる情報など、医療業界全般のことについて気軽に聞いたり相談したりすることのできる頼もしい存在です。

column 棚卸とは

棚卸とは、決算期の末日時点で残っている商品や製品などの在庫数量を数えて、在庫の金額がどのくらいあるかを計算することです。在庫の金額を把握することによって正確な利益を計算することができます。棚卸の際は、同時に商品などの品質についてもチェックを行います。

棚卸には、店舗の商品や製品などの在庫を実際に数える**実地棚卸**と、帳簿などによって商品の入出庫を記録することで在庫を把握する**帳簿棚卸**があります。実地棚卸は正確ですが、作業に時間や労力がかかるというデメリットがあります。一方、帳簿棚卸は手間がかからないぶん、紛失などによ

り実在庫と理論在庫の差異が生じていてもそのことを探知できず、正確性に欠けてしまいます。

薬局で扱う主な商品は医薬品であり、在庫の数量を正確に把握しておくことは非常に重要です。これは、医薬品の誤った量の交付、紛失、盗難による健康被害を防ぐという意図もあります。

棚卸の頻度は、決算期の末日あるいは半年や四半期に1回など薬局によって異なりますが、期限切れや商品の劣化を把握する品質管理の面、過剰在庫や不動在庫を把握して経営改善につなげるという面からも、棚卸は年に数回実施するのが望ましいでしょう。

○棚卸記入表の例

PAGE　　1

棚卸記入表

薬局：□□□薬局　　　　　棚卸日：○○○○/○○/○○　　出力順：棚番順・カナ名称順

No	薬品名	棚番	在庫数量	棚卸数量	単位
1	アイビーディカプセル 100	A-001-あ	151		Ｃａｐ
2	アイトロール錠 20mg	A-001-い	332		錠
3	ア	A-001-う	139		錠
		A-001-え	398		錠

1.2 薬局の基礎知識

薬局は、医薬品を主に販売する場所ですが、中でも保険調剤を行う薬局を保険薬局といいます。
ここでは、医薬品を販売できる業務形態とともに、保険薬局の中の様々な認定薬局について確認していきます。

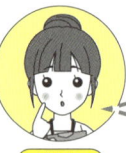
新人

薬局にも種類があるんですね。知らなかった…。

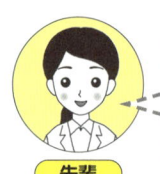
先輩

そうなの。私たちが働いているのは保険薬局よ。いろいろな種類の薬局があるので説明していくね。

Hint

保険調剤とは

国民皆保険制度に基づき、医師や歯科医師が発行した保険医療機関の処方箋に基づいて薬剤師が調剤することを**保険調剤**といいます。この調剤にかかる費用の一部は患者さんが負担し、残りは公的医療保険☆から支払われる仕組みです。

☆**公的医療保険**　被顧用者保険、国民健康保険、後期高齢者医療制度の総称。

●医薬品を販売できる業務形態

医薬品を販売することができるのは薬局だけではなく、**店舗販売業**や**配置販売業**、**卸売販売業**などがあり、これらの業態を**医薬品販売業**と総称します。店舗販売業の例としては**ドラッグストア**が身近です。配置販売業は「富山の薬売り」のように店舗を持たず一般家庭を訪問し、一般用医薬品を販売するものです。卸売販売業は、薬局に勤めている方にはおなじみの、医薬品を受注・納品してくれる問屋さんがそれに当たります。

薬局と医薬品販売業は「**医薬品、医療機器等の品質、有効性及び安全性の確保等に関する法律**」(以下、**薬機法**)で次のように定義されています。

●薬局と医薬品販売業の定義

> 薬局:この法律で「薬局」とは、薬剤師が販売又は授与の目的で調剤の業務を行う場所(その開設者が医薬品の販売業を併せて行う場合には、その販売業に必要な場所を含む。)をいう。
> ただし、病院若しくは診療所又は飼育動物診療施設の調剤所を除く。
> (薬機法　第2条12)

> 店舗販売業:要指導医薬品又は一般用医薬品を、店舗において販売又は授与する業務
>
> 配置販売業:一般用医薬品を、配置により販売し、又は授与する業務
> (取り扱える医薬品は「一般用医薬品のうち、経年変化が起こりにくいことその他の厚生労働大臣の定める基準に適合するもの」)
>
> 卸売販売業:医薬品を、薬局開設者、医薬品の製造販売業者、製造業者若しくは販売業者又は病院、診療所若しくは動物診療施設の開設者その他厚生労働省令で定める者に対し、販売し、又は授与する業務
> (薬機法　第25条)

1

薬局業務

●取り扱う医薬品の種類

薬局と医薬品販売業では取り扱うことのできる医薬品の種類が異なります（次表参照）。

●薬局と医薬品販売業で取り扱い可能な医薬品

種類		管理者	取り扱う医薬品
薬局		薬剤師	すべての薬局医薬品、要指導医薬品、一般用医薬品
医薬品販売業	店舗販売業	薬剤師または登録販売者	要指導医薬品、一般用医薬品 【販売可能な医薬品】 ・薬剤師：すべての要指導医薬品、一般用医薬品 ・登録販売者：第1類を除いた一般用医薬品
	配置販売業	薬剤師または登録販売者	一般用医薬品のうち、経年変化が起こりにくいことその他の厚生労働大臣の定める基準に適合するもの
	卸売販売業	薬剤師 ※省令で定める品目によっては薬剤師以外の者も可	すべての医薬品 ※一般の方には販売できない

●保険薬局

薬局では医薬品を販売できますが、薬局の開設許可（都道府県知事による）だけでは処方箋による保険調剤を行うことはできません。保険調剤を行うには、厚生局へ申請し、保険薬局の指定を受ける必要があります。

●保険薬局の中の特別な薬局

保険薬局の中には、要件を満たして認定などを受けることによって名乗ることができる特別な薬局があります。主には**健康サポート薬局**、**地域連携薬局**、**専門医療機関連携薬局**などです。

健康サポート薬局	かかりつけ薬剤師・薬局の基本的な機能を備えた薬局に、地域連携や健康相談などの健康サポート機能を追加した薬局
地域連携薬局	患者さんが外来を受診するときだけでなく、在宅医療への対応や入退院時を含め、他の医療提供施設との服薬情報の一元的・継続的な情報連携に対応できる薬局
専門医療機関連携薬局	がんなどの専門的な薬学管理が必要な患者さんに対して、医療機関や他の薬局などと密に連携をとりながら、より高度な薬学管理を提供し、高い専門性が求められる特殊な調剤にも対応できる薬局

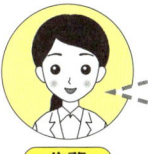

先輩

具体的な機能や要件については、このあと順に説明しますね。

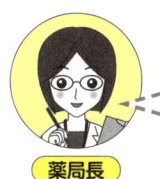

薬局長

このほかにも、在宅療養支援薬局などがあります。

● 健康サポート薬局

健康サポート薬局は、**かかりつけ薬剤師・薬局**の基本的な機能を備えた薬局に、地域連携や健康相談などの健康サポート機能を追加した薬局です。健康サポート薬局では、地域住民による主体的な健康の維持・増進を積極的に支援します。

薬局の業務体制や設備について、一定の要件（次ページ表）を満たす薬局が、都道府県知事などに届出を行い受理されることで、「健康サポート薬局」である旨の表示ができます（右図）。

● 健康サポート薬局であることの表示

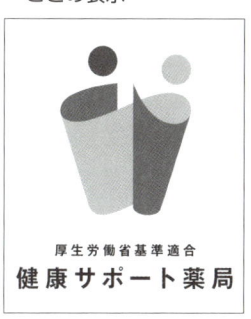

厚生労働省基準適合
健康サポート薬局

日本薬剤師会（https://www.nichiyaku.or.jp/kakaritsuke/support_pharmacy.html）

● 健康サポート薬局の要件

地域の医療機関や行政などとの連携	医療機関、地域包括支援センター、訪問看護ステーションなどの医療従事者や介護従事者、行政機関と連携している。
薬剤師の資質確保	健康サポート薬局研修を修了し、一定の実務経験を有する薬剤師が常駐している。
薬局内の設備の整備	個人情報に配慮した、パーテーションなどで区切られた相談スペースを設置している。
健康サポート薬局であることの表示（前ページ図）	健康サポート機能を有する薬局であることや、実施している具体的な健康サポートの内容などについて、薬局内外の見えやすい場所に掲示している。
要指導医薬品などを取り扱う	要指導医薬品や衛生材料、介護用品などの供給や助言を行う体制を有している。
開局時間	平日の開局日には連続して開局し（午前8時から午後7時までの時間帯に8時間以上が望ましい）、土日どちらかにも一定時間開局している。
健康相談と健康サポート	一般用医薬品や健康食品などの安全かつ適正な使用に関する助言や健康の維持・増進に関する相談に対応し、健康サポートの具体的な取り組み（薬剤師による薬の相談会など）を積極的に実施している。

---

column 薬剤師会

公益社団法人日本薬剤師会ならびに都道府県以下レベルの薬剤師会は、薬剤師が所属する職能団体で、薬剤師の専門性を高めるための教育や研修を提供し、様々な活動を通じて地域医療へ貢献しています。

具体的な活動には、地域住民が気軽に相談できる健康相談窓口の設置や、災害時における医療支援活動などがあります。また、政策提言を通じて薬剤師の働きやすい環境を整えるための活動も行っています。

●地域連携薬局

　地域連携薬局は、患者さんが外来を受診するときだけでなく、在宅医療への対応や入退院時を含め、他の医療提供施設との服薬情報の一元的・継続的な情報連携に対応できる薬局です。薬局からの申請に基づいて都道府県が認定します。認定を受けた薬局は、見やすい場所に地域連携薬局である旨を掲示します。

　地域連携薬局の主な特徴は次図のとおりです。

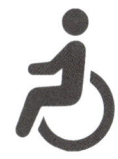

プライバシー、バリアフリーへの
配慮など、安心で相談しやすい
設備となっている

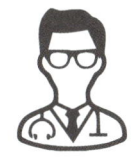

地域の医療機関や介護施設、
他の薬局と連携して、
患者さんの薬の情報を共有する

開局時間外の相談や
調剤に対応している

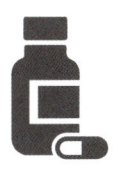

「かかりつけ薬剤師」が
対応する

地域包括ケアシステムの
構築に貢献している

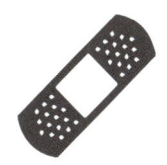

がんによる痛みを緩和する薬や
医療機器、衛生材料を取り扱う
体制を整備している

Hint

かかりつけ薬剤師

薬物治療、健康、介護に関する幅広い知識と経験を持ち、患者さんに寄り添い、ニーズに応じた相談に対応できる薬剤師のことです。患者1人の服薬状況を1つの薬局で一元的に管理し、継続的にサポートします。また、薬局の営業時間外でも薬の相談が可能で、在宅医療にも対応します。

●専門医療機関連携薬局

専門医療機関連携薬局は、がんなどの専門的な薬学管理が必要な患者さんに対して、医療機関や他の薬局などと密に連携をとりながら、より高度な薬学管理を提供し、高い専門性が求められる特殊な調剤にも対応できる薬局です。厚生労働省が定めた傷病の区分（現在は「がん」のみ）ごとに、その所在地の都道府県知事の認定を受けることによって、「専門医療機関連携薬局」を名乗ることができます。

専門医療機関連携薬局には、がんなどの治療に関して広く深い知識を有した専門性の高い薬剤師が在籍しています。外来通院するがん患者さんなどに対して、徹底した体制でフォローを行います。

専門医療機関連携薬局の主な特徴は次のとおりです。

●専門医療機関連携薬局の主な特徴

- ・安心して相談ができる環境を確保する必要があるため、個室その他のプライバシーの確保に配慮された設備を有している。
- ・高齢者、障害者などの円滑な利用に適した構造設備となっている。
- ・専門的な医療の提供などを行う医療機関との間で開催される会議へ参加している。
- ・専門的な医療の提供などを行う医療機関に勤務する薬剤師や他の薬局などに対して、随時報告や連絡を行える体制を整えている。
- ・開店時間外の相談に対応する体制を整え、休日や夜間の調剤応需体制も整えている。
- ・在庫として保管する傷病の区分に係る医薬品を必要な場合に他の薬局に提供する体制を整えている。
- ・継続して1年以上常勤として勤務している薬剤師が在籍し、傷病の区分に係る専門性を有する常勤の薬剤師が在籍している。
- ・専門性を有する薬剤師だけでなく、薬局に勤務する他の薬剤師も専門的な服薬指導などの対応ができるように、勤務する薬剤師に対して専門的な知識に関する研修を毎年継続的に受講させている。
- ・地域の他の薬局に対して傷病の区分に係る専門的な内容の研修を実施する。

薬局業務の流れ

来局した患者さんの受付から、薬剤師が処方薬を渡し、調剤が終了した
あとの処理までの流れを確認しておきましょう。調剤事務員のメインと
なる業務もこの流れの中にあります。調剤事務員として担当できる業務
と、薬剤師が対応する業務の区別をしっかり覚えておきましょう。

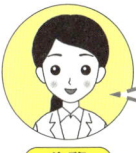

先輩

ここから薬局業務について説明していきますね。

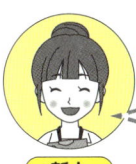

新人

よろしくお願いします!

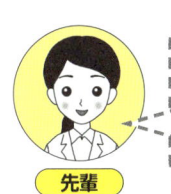

先輩

まず、処方箋の受付からお薬のお渡し、会計、記
録(調剤録・薬歴)の作成までの一連の流れを理
解することが大切です。

●業務の流れ

　薬局の業務は、次ページの図に示す流れで進みます。この流れの中で、
薬剤師が担う部分と、調剤事務員が担う部分があります。調剤事務員が担
える部分に☆印を付けました。

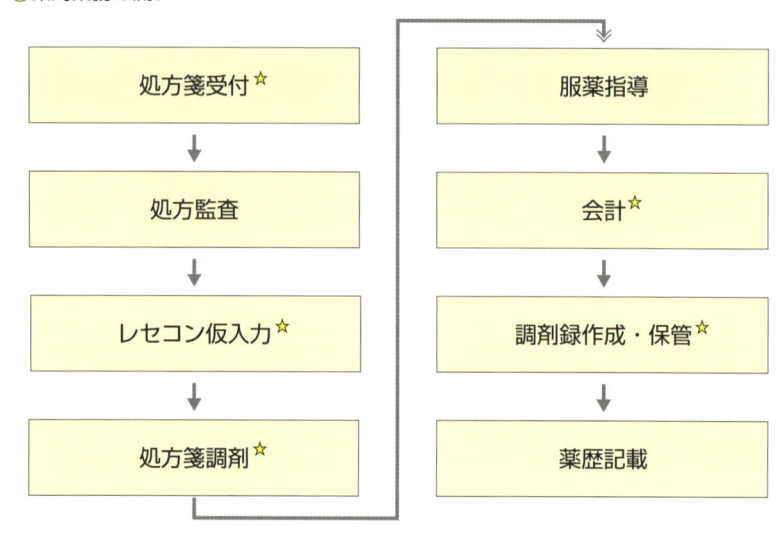

● 薬局業務の流れ

処方箋受付☆	→	服薬指導
処方監査	→	会計☆
レセコン仮入力☆	→	調剤録作成・保管☆
処方箋調剤☆	→	薬歴記載

☆調剤事務員が対応可能な業務

●処方箋受付

　来局した患者さんから処方箋を受け取ります（お持ちであればお薬手帳も預かります）。薬局によっては、必要に応じて保険証や医療証を預かります（マイナ保険証については後述、➡p.240参照）。新規の患者さんには、住所や電話番号などの基本情報に加えて、現在服用中の薬やアレルギーに関する**初回質問票**（➡p.151〜152参照）の記入をお願いします。

初回質問票とは

新規に来局した患者さんにご記入いただくアンケート用紙です。生活習慣をはじめ、併用薬や副作用の有無、さらにはジェネリック医薬品への変更希望などを確認し、服薬指導に役立てます。

○処方箋を受け付ける。

○お薬手帳を持っているか確認する。

○新規来局患者であれば初回質問票の記載を依頼する(新規来局であればレセコンに記録がない)。

●処方監査

　薬剤師は、受け付けた処方箋を確認し、記載内容や処方薬に疑義がないかを確認します。これを**処方監査**といいます。不備や疑義がある場合には、医療機関に連絡し、**疑義照会**を行います。疑義照会は薬剤師が行う必要があるため、調剤事務員が不備に気づいた場合は、薬剤師に伝えて対応を依頼します。

○処方箋の不備や疑義の有無を確認する。

○不備や疑義があれば処方箋発行医に問い合わせる(疑義照会といい、薬剤師が行う)。

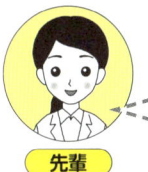

先輩

使用期限の切れた処方箋は受け付けることができません。処方箋の発行日と使用期間は要チェックです！（処方箋の使用期間については後述➡p.55参照）

●レセコン仮入力

　処方箋の記載内容や処方内容に疑義がなければ、レセコンに処方箋の内容を「**仮入力**」します。「仮」である理由は、薬剤師による服薬指導が終わった時点で、算定する調剤報酬が確定するためです。

　多くの薬局で、レセコンへの仮入力を調剤事務員が行っています。入力内容は薬袋や薬剤情報提供文書、お薬手帳シール、領収書、明細書、調剤録の基礎データになるため、処方内容の入力には正確さが求められます。また、複数の粉薬を混ぜる場合などの調剤設計は薬剤師が行うため、このときに入力すべき加算項目については薬剤師に確認しておくとよいでしょう。

- 処方箋の内容をレセコンに「仮入力」する（確定するのは薬剤師による服薬指導が終わった時点である）。
- 加算（追加で請求可能な保険点数のこと）の有無などを適宜薬剤師に確認する。

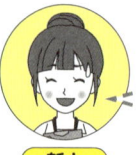

新人

レセコン入力、難しそう…。

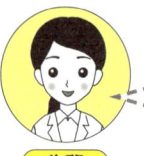

先輩

まずはじめに、レセコンへの入力業務がスムーズに行えるようになることが目標です。

●処方箋調剤

　処方箋調剤は薬剤師が行います。調剤とは本来、処方監査から患者さんに薬をお渡しする投薬まで（広義の調剤）をいいますが、ここでは処方箋をもとに薬を取りそろえる**薬剤調整業務**（狭義の調剤）を指すことにします。

　調剤業務は原則として薬剤師しか行うことができませんでしたが、2019（平成31）年4月2日に厚生労働省から発出された通知「**調剤業務のあり方について（0402通知）**」で、薬剤師の業務の一部について、薬剤師以外のスタッフによる実施を認める基準が示されました。具体的には、薬の**ピッキング作業**（処方箋に基づく数量の取りそろえ）などの**調剤補助業務**です（➡p.205参照）。

- 処方箋に記載されている医薬品を取りそろえる。
- 錠剤など、一部の医薬品は薬剤師以外でも取りそろえることができるようになった（**調剤補助業務**という）。

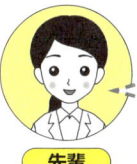

> 調剤事務員が調剤補助業務を行う機会は増えています。

先輩

●服薬指導

服薬指導は、薬剤師が患者に対して薬のお渡し（投薬）をする際に、処方された薬の効能・効果、服用方法、および注意すべき副作用について説明する業務です。服薬指導では単に薬の情報を伝えるだけでなく、併用薬やアレルギー情報を聞き取ることが重要です。

情報収集の過程で、併用薬やアレルギー情報などを知り、処方内容を見直す必要がある場合には、薬剤師は医師に**疑義照会**（➡ p.33参照）を行います。医師が処方変更の判断をすれば、レセコンへの仮入力情報の修正や、加算の追加・変更が適宜行われます。

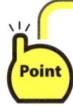

- ●薬剤師が患者さんに処方薬の効能・効果や**用法**、注意が必要な副作用などについて説明をすることを**服薬指導**という。
- ●調剤事務員は服薬指導を行わない。薬剤師による服薬指導でレセコンに仮入力している内容に変更が生じることがある。

●会計

調剤報酬の確定後に会計をします。会計は、薬剤師が服薬指導の流れで行う場合や、調剤事務員が担当する場合など、薬局によって対応が異なります。会計には金銭が絡むので注意しましょう。お釣りの額が正確か、1万円札と5000円札を間違えていないか、なども確認します。確実で正確な会計を心がけましょう。

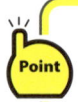

- ●薬剤師による服薬指導後に調剤報酬、窓口負担金が確定する。
- ●金額を間違えないように注意する。

●調剤録作成・保管

会計が終了して患者さんが帰られたあとには、**調剤録**を作成し、保管の準備を行います。調剤録には、法令で定められた必要事項を正確に記載する必要があります。レセコンに処方箋内容を正しく入力していれば、必要最低限の情報は自動的に出力されますが、追加で記載すべき事項がある場合には、手動で補記し、処方箋とともに調剤録を保管します。

保管期間は一般的に3年間とされていますが、生活保護や自立支援といった公費適用の場合は5年間の保管が必要です(➡p.57、58参照)。

●薬歴記載

薬歴(薬剤服用歴)は、患者さんに関する情報、処方された薬に関する情報、および服薬指導で説明した内容を記載するもので、病院やクリニックでのカルテに相当します。

薬歴の作成は、薬剤師が服薬指導を完了したあとに行われるもので、服薬状況を正しく理解し、患者さんが安全に薬を使用できるようサポートする役割を担っています。また、薬歴は法的にも保存が義務付けられており、薬剤師によって記録される重要な業務です。薬歴には、次回以降の調剤や指導に役立つ情報が蓄積され、治療の安全性を高めることができます。なお、薬歴の保管期間は3年間とされています(➡p.57、58参照)。

> ### 調剤録と薬歴の違い
> Hint
> 「調剤録」が主に処方内容や調剤行為を記録するものであるのに対し、「薬歴」は、調剤録の内容に加えて患者の服薬状況や相談内容、服薬指導の詳細なども記載します。

1.4 接遇とマナー

調剤事務員にとって接遇とマナーはとても重要です。患者さんとのコミュニケーションを円滑にし、不快感を与えないためにも、接遇とマナーのポイントを押さえておきましょう。

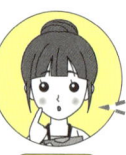

新人

薬局では、化粧や髪を染めるのは禁止なんでしょうか？

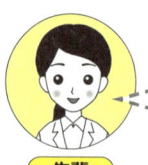

先輩

以前は厳しくNGとされていた時期もありましたが、最近はかなり柔軟になりましたよね。
大切なのは、患者さんに不快感を与えないことかな。清潔感を保ちながら、状況に応じて適切に判断することが求められますね。

● 身だしなみ

薬局は医薬品と健康を扱う場所であるため、清潔感のある身だしなみが重要です。スタッフの印象が患者の安心感に直結するため、髪形やメイク、服装、装飾品などに気を配る必要があります。以下に、それぞれの注意すべきポイントをまとめます。

● 髪形

薬局では、落ち着いた髪色が望ましく、派手なカラーや奇抜な髪形は避けた方がよいでしょう。また、長い髪は後ろでまとめて清潔感を保つとよいでしょう。とはいえ、近年は髪形もずいぶんと自由になった印象があり

ます。勤め先の方針を確認し、それに沿って対応するのがよいでしょう。重要なのは、患者さんに安心感を与える身だしなみであるかどうかです。

● メイク、ネイル

濃いメイクや派手なメイクは避け、ナチュラルメイクを心がけてください。男性の場合は、無精ひげや整えていても威圧感のあるひげのスタイルは避けた方がよいでしょう。

手の爪については、長すぎたり汚れていたりするのはNGです。また、口に入る医薬品を扱う仕事であるため、剥がれ落ちるおそれのあるネイルも避けるべきです。

● 服装、装飾品

シミや汚れ、シワのない服を着用しましょう。派手な色や柄ものは避け、無地や落ち着いた柄のものがよいでしょう。また、衣類の毛やほこりなどが医薬品に混入する可能性もあるので、起毛素材のものは避けた方がよいでしょう。

装飾品に関しても、派手なものは避け、異物混入につながる可能性のある素材は業務中には外すようにしてください。

● 香水など強いにおいがするもの

香水や整髪料、柔軟剤などで強いにおいがするものに対して具合が悪くなる患者さんもおられます。汗のにおいや体臭などにも気を遣いつつ、強いにおいがするものを身に着けるのも避けた方がよいでしょう。

○服装・身だしなみの例☆

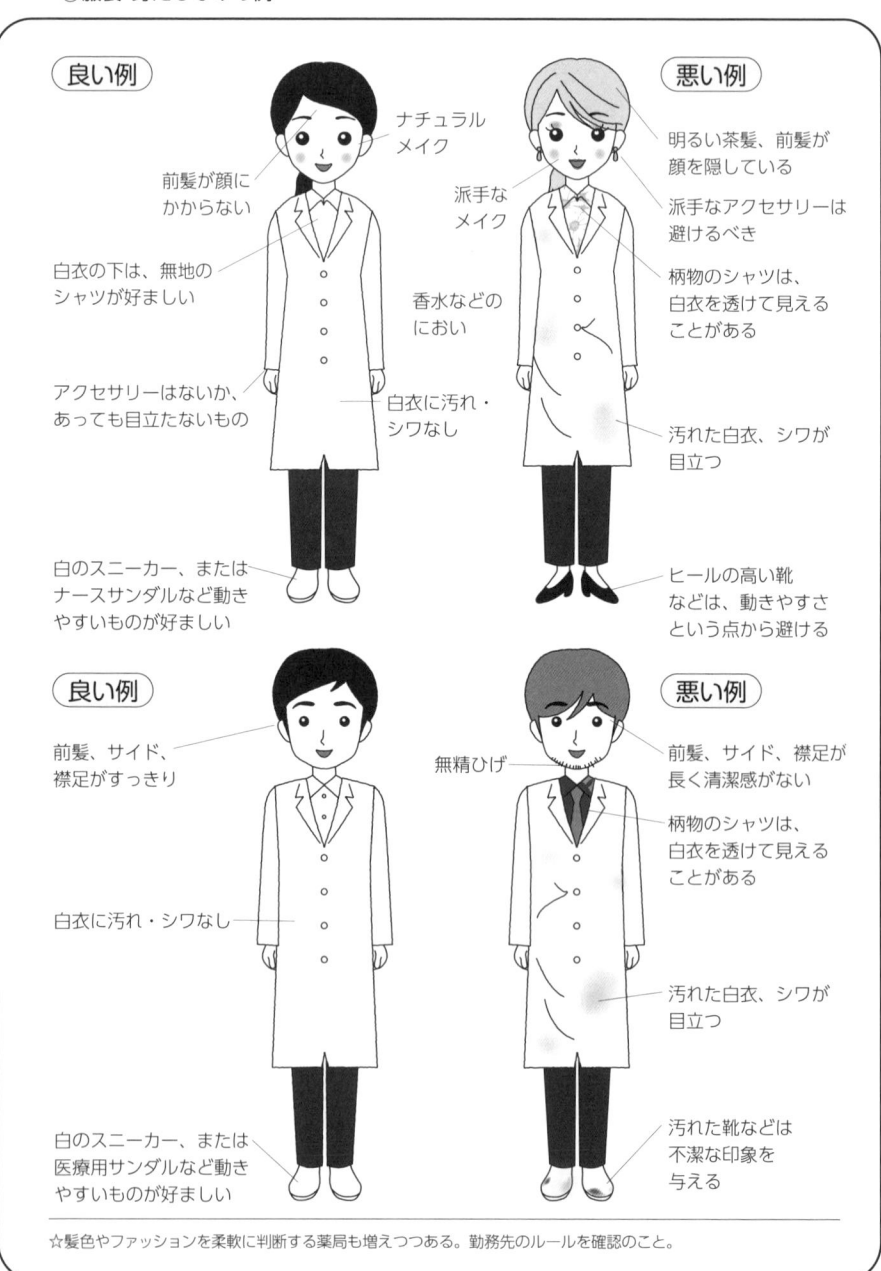

良い例

- ナチュラルメイク
- 前髪が顔にかからない
- 白衣の下は、無地のシャツが好ましい
- 香水などのにおい
- アクセサリーはないか、あっても目立たないもの
- 白衣に汚れ・シワなし
- 白のスニーカー、またはナースサンダルなど動きやすいものが好ましい

悪い例

- 明るい茶髪、前髪が顔を隠している
- 派手なメイク
- 派手なアクセサリーは避けるべき
- 柄物のシャツは、白衣を透けて見えることがある
- 汚れた白衣、シワが目立つ
- ヒールの高い靴などは、動きやすさという点から避ける

良い例

- 前髪、サイド、襟足がすっきり
- 白衣に汚れ・シワなし
- 白のスニーカー、または医療用サンダルなど動きやすいものが好ましい

悪い例

- 無精ひげ
- 前髪、サイド、襟足が長く清潔感がない
- 柄物のシャツは、白衣を透けて見えることがある
- 汚れた白衣、シワが目立つ
- 汚れた靴などは不潔な印象を与える

☆髪色やファッションを柔軟に判断する薬局も増えつつある。勤務先のルールを確認のこと。

患者対応

　初対面でスタッフが患者さんに与える印象は、その薬局全体の印象を左右します。薬局には体調がすぐれない方や、処方された薬に不安を抱えている方が多く訪れます。そうした患者さんに安心感を与えるには、優しく丁寧な対応を心がけることが大切です。

　患者対応における、マナーや言葉遣いに関する注意点を以下に示します。こういった点を押さえた上で、柔軟に対応しましょう。

患者対応における注意点

- 患者さんが来局した際には必ず挨拶をする。

   例)「**おはようございます**」「**こんにちは**」「**こんばんは**」

- 処方箋や保険証などを受け取ったり、初回質問票に記入してもらったりする際は、「**○○していただけますでしょうか?**」と丁寧にお願いする。
- 初回質問票の記入を面倒に感じる方もいるので、「**わかる範囲でかまいませんので**」と一言添える。
- 作業中などに話しかけられた際には、相手の方を向いて目を見て話しを聞く。
- 患者さんが帰る際には「**お大事になさってください**」と一言添える。
- クッション言葉をうまく使うとやわらかい表現になる。

   例)「**お手数ですが…**」「**申し訳ございませんが…**」
   　　「**恐れ入りますが…**」

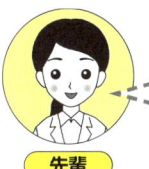

先輩

もし、敬語や丁寧語に自信がないなら、接遇に関する本を読んでみるのもいいですね。

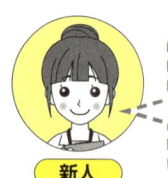
新人

敬語や丁寧語は、ふだんから使い慣れていない
と、いざというときに出てこないですね…。
これから勉強します！

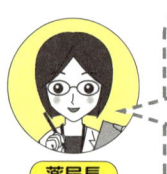
薬局長

新規の患者さんか、何度も来てくださっている患
者さんかで、言葉遣いも変わってきますね。敬語
を使うことも大切ですが、堅苦しくなりすぎず、
優しく丁寧な対応を心がけることが大切です。

●電話対応

電話対応も丁寧に行いましょう。自分が「薬局を代表している」という意識を持つことが大切です。次表のポイントを押さえて経験を積んでいけば、緊張しすぎることなく、自然と丁寧な対応ができるようになるはずです。

●電話対応のポイント

電話を受けるとき	・必ずメモを用意する。 ・はじめに「薬局名」と「自分の名前」を伝える。 ・原則3コール以内で取り、3コール以内に取れなければ「お待たせいたしました」と言う。 ・「相手の名前」と「電話の内容」を確認し、メモをとる。 ・うまく聞き取れなかったときには、「申し訳ございません、もう一度お願いできますでしょうか」と丁寧に聞く。 ・他のスタッフに取り次ぐ場合は「少々お待ちください」と伝えてから保留にする。
電話をかけるとき	・必ずメモの用意をする。 ・かける前に話す内容をまとめる。 ・相手が出たら「薬局名」と「自分の名前」を名乗る。 ・担当者が不在などの場合は、基本的にはこちらからかけ直し、必要に応じて電話内容の要点を伝言として残す。 ・対応してくれた方の「名前」を聞き、御礼を言う。

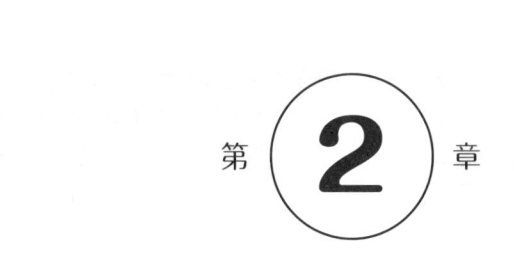

第 ② 章

処方箋と医薬品

ここでは、処方箋と医薬品の基礎知識に
ついて確認していきましょう。

2.1 処方箋の基礎知識

処方箋は一見すると難しく見えますが、決められた様式に従って書かれています。ここでは、処方箋の基礎知識を確認します。

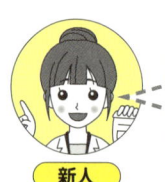

新人

処方箋って、ぱっと見ただけだとすごく複雑に見えますね…。

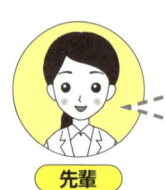

先輩

最初はそう感じるかも。実は決まったルールに基づいて書かれているから、コツをつかめば意外とシンプルなのよ。

● 処方箋

処方箋は、病院やクリニックでの診察後、医師(または歯科医師)が必要と判断した場合に、医薬品の調剤を依頼するための指示書です。処方箋には、患者さんの氏名、保険情報、処方される薬剤の名称、用法・用量などが詳細に記載されています。薬剤師はこの処方に基づき調剤を行い、患者さんに服薬指導をします。

処方箋は法的根拠を持つ公文書です

処方箋は、法的効力を有する重要な公文書です。患者さんが処方箋をコピーして使用したり、医薬品を勝手に書き足したり、処方日数や数量を改ざんすることは、詐欺罪や私文書偽造罪に問われる可能性があります。薬局においても同様で、処方箋の取り扱いには細心の注意が必要です。不正や改ざんを防ぐため、適切な管理を徹底することが求められます。

●処方箋様式の見本

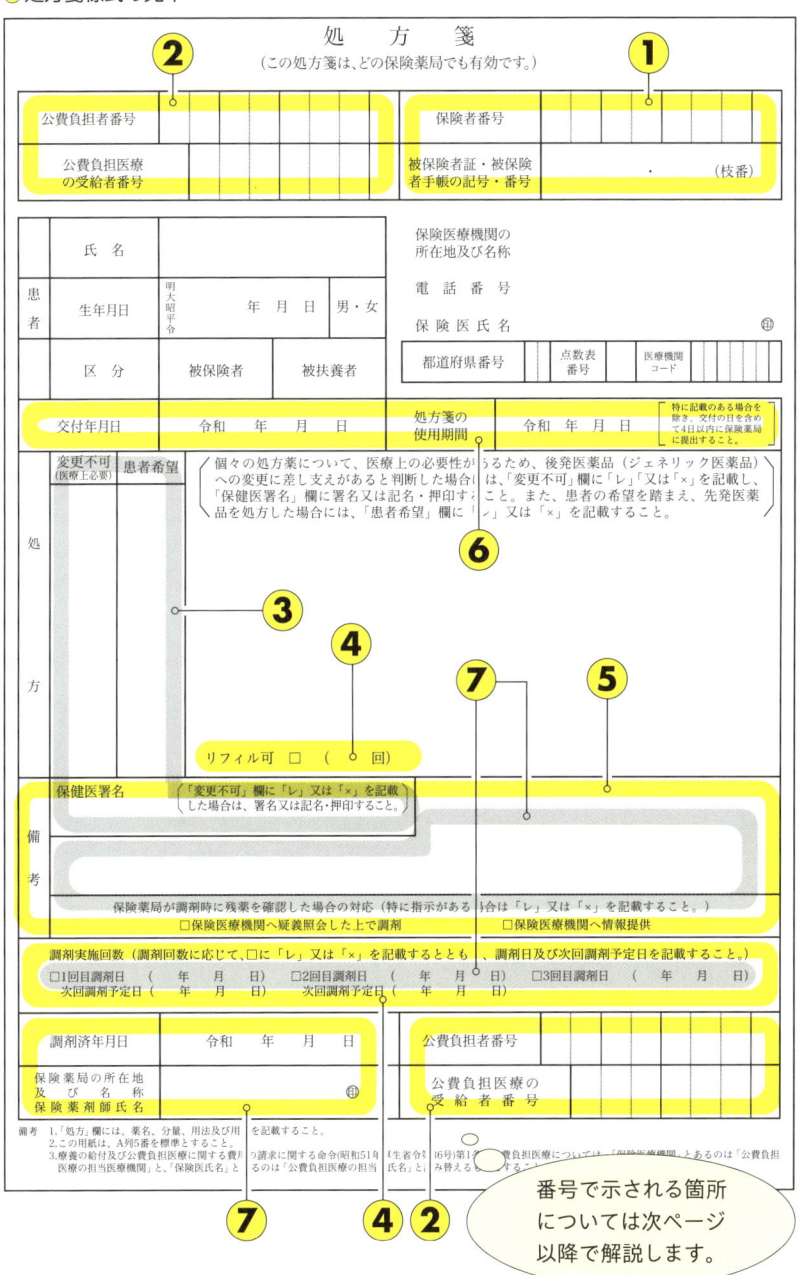

処方箋
(この処方箋は、どの保険薬局でも有効です。)

| 公費負担者番号 | | | | | | | | 保険者番号 | | | | | | | |
| 公費負担医療
の受給者番号 | | | | | | | | 被保険者証・被保険
者手帳の記号・番号 | | | ・ | | | (枝番) | |

	氏 名					保険医療機関の 所在地及び名称	
患者	生年月日	明大昭平令	年 月 日	男・女		電話番号	
						保険医氏名	㊞
	区 分	被保険者	被扶養者		都道府県番号	点数表 番号	医療機関 コード

| 交付年月日 | 令和 年 月 日 | 処方箋の
使用期間 | 令和 年 月 日 | 特に記載のある場合を
除き、交付の日を含めて4日以内に保険薬局に提出すること。 |

| 変更不可
(医療上必要) | 患者希望 | 個々の処方薬について、医療上の必要性があるため、後発医薬品（ジェネリック医薬品）への変更に差し支えがあると判断した場合には、「変更不可」欄に「レ」又は「×」を記載し、「保健医署名」欄に署名又は記名・押印すること。また、患者の希望を踏まえ、先発医薬品を処方した場合には、「患者希望」欄に「レ」又は「×」を記載すること。 |

処方

リフィル可 □ （ 回）

| 保健医署名 | 「変更不可」欄に「レ」又は「×」を記載
した場合は、署名又は記名・押印すること。 |

備考

保険薬局が調剤時に残薬を確認した場合の対応（特に指示がある場合は「レ」又は「×」を記載すること。）
□保険医療機関へ疑義照会した上で調剤 □保険医療機関へ情報提供

調剤実施回数（調剤回数に応じて、□に「レ」又は「×」を記載するとともに、調剤日及び次回調剤予定日を記載すること。）
□1回目調剤日 （ 年 月 日） □2回目調剤日 （ 年 月 日） □3回目調剤日 （ 年 月 日）
次回調剤予定日 （ 年 月 日） 次回調剤予定日 （ 年 月 日）

| 調剤済年月日 | 令和 年 月 日 | 公費負担者番号 | |
| 保険薬局の所在地
及 び 名 称
保険薬剤師氏名 | ㊞ | 公費負担医療の
受 給 者 番 号 | |

備考 1.「処方」欄には、薬名、分量、用法及び用量を記載すること。
2.この用紙は、A列5番を標準とすること。
3.療養の給付及び公費負担医療に関する費用の請求に関する命令(昭和51年...)『生命令...36号)第1...負担医療については、「保険医療機関」とあるのは「公費負担医療の担当医療機関」と、「保険医氏名」とあるのは「公費負担医療の担当...み替えるもの...

番号で示される箇所
については次ページ
以降で解説します。

2

処方箋と医薬品

●処方箋の見方

　処方箋は全国共通の様式で統一されており、記載すべき情報も法的に定められています。以下では本文45ページに掲載した処方箋の見本を参考に、記載内容と見方を確認しましょう（ポイント①～⑦の番号は見本中の①～⑦に対応しています）。

　処方箋の記載内容を通して、医師からの指示を正確に判断する必要があります。

●ポイント①：医療保険情報と自己負担割合

　患者さんが加入している医療保険と薬局の窓口で支払う自己負担の割合は、処方箋に記載されている「保険者番号」と「備考欄」で判別することができます。

●保険者番号で加入している主保険を判別

　患者さんが加入している主となる保険を示す番号が**保険者番号**です。番号の桁数と法別番号（最初の2桁➡p.113参照）で、加入している保険を判別することができます。

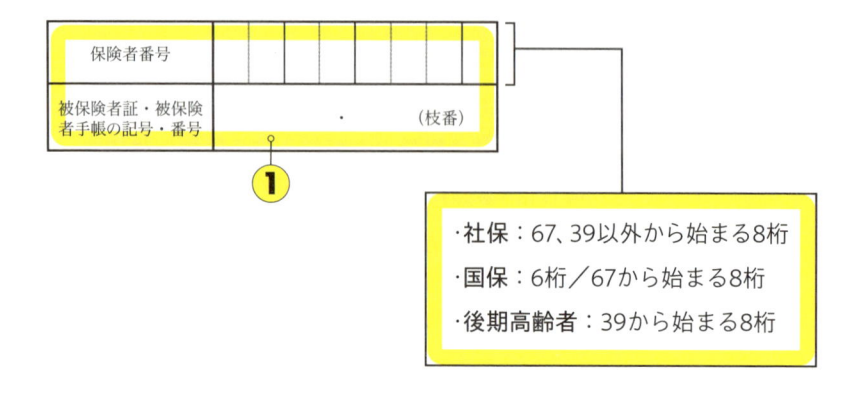

備考欄で患者負担割合を判別

　処方箋の備考欄を見てみると、「6歳」「高一」「高9」「高8」「高7」などと記載されている場合があります。これらの記載内容によって、患者さんが薬局の窓口で支払う自己負担額の割合を判断することができます。

● 処方箋の備考欄に記載されている内容と自己負担割合

医療保険	処方箋備考欄の記載	患者負担割合
社保・国保	記載なし	3割
	6歳 （6歳以下）	2割
	高一 （高齢受給者）	2割・1割
後期高齢者	高9 （一般・低所得者等）	1割
	高8 （一定以上所得者）	2割
	高7 （現役並み所得者）	3割

医療保険の種類を確認しておこう

社保（社会保険）：会社員や公務員が加入する医療保険です（➡
　　　　　p.107参照）。被用者保険、職域保険ともいいます。

国保（国民健康保険）：自営業や無職の人が加入する医療保険です
　　　　　（➡p.108参照）。

後期（後期高齢者医療制度）：75歳以上が加入する医療保険です
　　　　　（➡p.110参照）。

● ポイント **2** ：公費欄

　医療保険以外の公費の受給資格がある患者さんの処方箋には、公費情報として「公費負担者番号」と「公費負担医療の受給者番号」が記載されています。公費欄は処方箋の上部と下部に2カ所あるので注意してください。

| 公費負担者番号 | | | | | | | | **2** |
| 公費負担医療の受給者番号 | | | | | | | | |

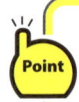
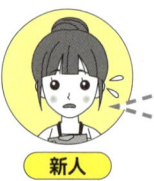
新人

公費について覚えることがたくさんあって、ちょっと大変ですね…。でも重要な部分だから、焦らずに1つひとつ確認していきます！

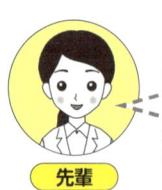
先輩

医療保険と公費については第3章で詳しく解説するね。

column　種類の多い公費にどう向き合えばいい？

　調剤事務員にとって、公費制度の知識は欠かせません。しかし、公費には多くの種類があり、一度にすべてを覚えるのは非常に難しいものです。

　公費には頻繁に対応するものと、滅多に遭遇しないレアなものがあります。効率的に習得するためには、まずは日常業務でよく使う公費から覚えるとよいでしょう。

　実際の業務で繰り返し対応することで、自然と知識が定着します。薬局で関わることの多い公費については後述するので参考にしてください（➡p.116、134参照）。わからないことは調べながら対応する、という姿勢で問題ありません。

　重要なのは、必要な情報を素早く調べて正確に対応することです。また、公費に関する情報をメモしておき、次回同じケースが出てきたらすぐに対応できるようにすることも効果的です。

　公費は国の制度に加えて自治体の制度もあり、自治体によって助成内容や運用が異なる場合もあります。また、制度改正が行われることも少なくありません。そのため、最新情報を常にキャッチアップすることも大切です。

　「いったん覚えたら終わり」ではなく、日々変化する制度に対応するため、学び続ける姿勢を持ちましょう。「変化を楽しむ」という気持ちで取り組むと、知識の習得も負担になりにくくなります。

●ポイント③：変更不可欄、患者希望欄、保険医署名欄

　処方箋様式の中で、2024（令和6）年10月1日に変わった部分です。

　処方欄の左側の「**変更不可(医療上必要)**」「**患者希望**」と書かれた欄があります。処方医が「医療上の必要がある」と判断して先発医薬品を処方する場合には、処方欄に記載された薬剤名の左側の「変更不可(医療上必要)」欄に「レ」または「×」が記載されていて、なおかつ備考欄の「保険医署名」欄に処方医の署名または記名・押印がされています。このときは、処方箋どおりの医薬品で調剤しなければなりません。

　一方、患者さんの希望により先発品が処方された場合には、「患者希望」欄に「レ」または「×」が記載され、このときも処方箋どおりの医薬品で調剤します。ただし、患者さんの希望により先発品で調剤する場合には、先発品と後発品の価格の差から計算された「特別の料金」が、会計金額に加算される場合があります。これを「長期収載品の選定療養」といいます(詳細は、次ページのコラムを参照)。

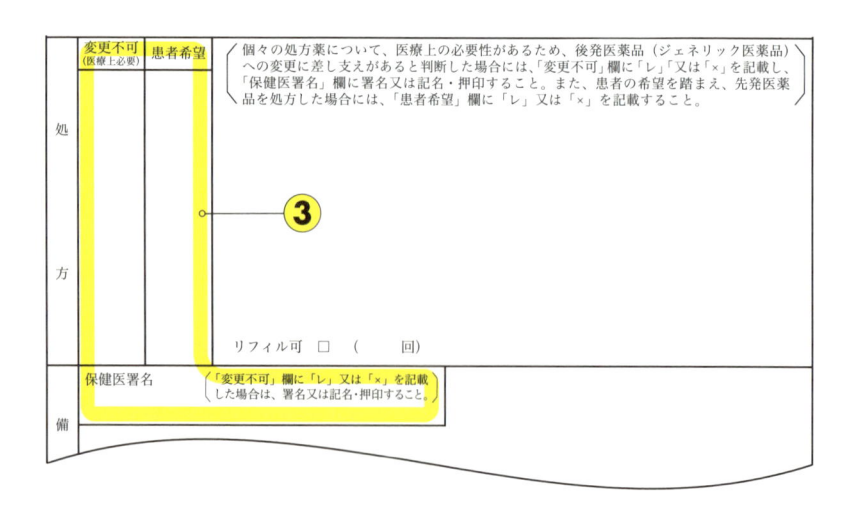

column	長期収載品の選定療養

2024（令和6）年10月より、後発医薬品（ジェネリック医薬品）のある先発医薬品（長期収載品）の「**選定療養**」がスタートしました。

選定療養とは、患者さんが追加の費用を負担することで、保険適用の医療と併せて保険適用外の医療も受けることができるというものです。また、「長期収載品の選定療養」とは、「**後発医薬品がある薬で、患者さんが先発医薬品での処方を希望した際に特別の料金を支払う**」というものです。

そして、特別の料金とは「**先発医薬品と後発医薬品の価格差の4分の1相**当の料金」のことです。例えば、先発医薬品の価格が1錠100円、後発医薬品の価格が1錠60円の場合、差額40円の4分の1である10円（プラス消費税）を、通常窓口で支払う一部負担金（1～3割）とは別に、特別の料金として支払うことになります。特別な料金の計算方法は下図のとおりです。

ただし、「先発医薬品を処方・調剤する医療上の必要があると認められる場合」や、「医薬品の流通の問題などにより医療機関や薬局に後発品の在庫がない場合」には、特別の料金を支払う必要はありません。

○「特別の料金」の計算方法

出典：厚生労働省「後発医薬品のある先発医薬品（長期収載品）の選定療養について」より

●ポイント④：リフィル可欄、調剤実施回数欄

　リフィル処方箋とは、患者さんの症状が安定し、医師が長期的な治療薬の使用が適切であると判断した場合に利用できる処方箋です。リフィル処方箋では、医師と薬剤師が適切に連携することで、**医師の診察を受けなくても、患者さんが同じ薬を最大3回まで繰り返し受け取ることができます。**リフィル処方箋によって、患者さんの通院にかかる時間や医療費の節約ができ、国が負担する医療費の削減や医師の業務負担の軽減にもつながります。

　リフィル処方箋には、「リフィル可」欄に「レ」と使用回数の記載があります。リフィル処方箋により調剤を行った場合は、**最終回以外は原則として処方箋の原本を患者さんにお返しします。**

　処方薬の受け渡しが終了し、リフィル処方箋の原本を患者さんに返却する際、薬剤師は「調剤実施回数欄」に必要事項を記入して、処方箋のコピーを調剤録とともに薬局で保管します。最終回の調剤時には原本を回収し、通常の処方箋と同様に保管します。

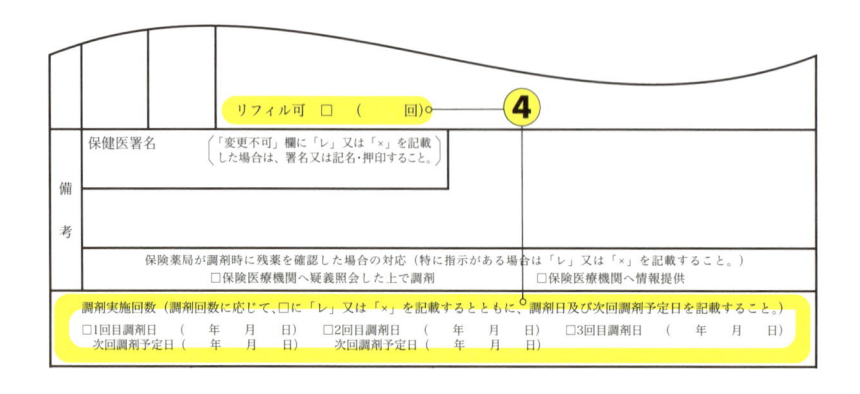

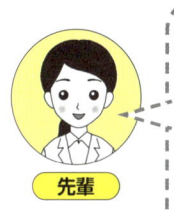

先輩

リフィル処方箋の場合も、1回目の調剤ができる期間は通常の処方箋と同じです。ただし、2回目以降は、「前回の調剤日を起点として、投薬期間を経過する日を次回調剤予定日とし、その前後7日以内」となります。

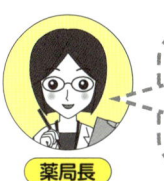

薬局長

投与量に制限のある医薬品や湿布薬は、リフィル処方箋を使用することができません。

Trivia

なかなか普及しないリフィル処方箋

リフィル処方箋は、2022年4月から導入されましたが、普及率は低く、2023年11月時点で全処方箋の0.05%程度にとどまると推計されています（デジタル行財政改革課題発掘対話：第8回）。

医療機関がリフィル処方箋を発行しない理由の1つが「患者の求めがないから」というもの。リフィル処方箋を普及させるには、まず患者さんに知っていただくことが重要かもしれません。

●ポイント⑤：備考欄

　備考欄には前述の患者負担割合のほかに、「**保険薬局が調剤時に残薬を確認した場合の対応(特に指示がある場合は「レ」または「×」を記載すること)**」の欄があります。ここには「保険医療機関へ疑義照会した上で調剤」と「保険医療機関へ情報提供」の項目があり、どちらかに「レ」または「×」がついている場合には、その指示に従います。それぞれの対応は下記のとおりです。

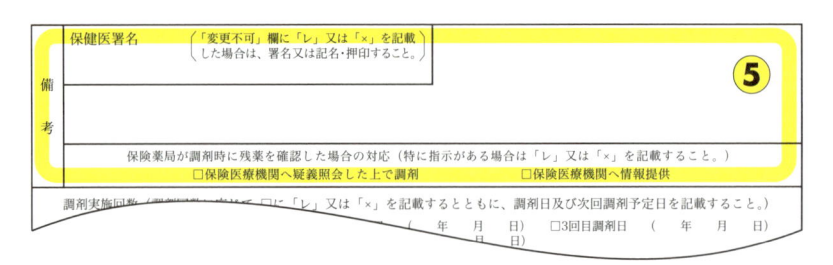

☑保険医療機関へ疑義照会した上で調剤

　患者さんに残薬があるかどうかの確認をして、残薬がある場合には薬剤師が処方医へ疑義照会を行います。疑義照会の結果、医師から処方日数の短縮や処方削除などの指示が出る場合があります。

☑保険医療機関へ情報提供

　患者さんに残薬があるかどうかの確認をして、残薬がある場合には薬剤師が処方医へ文書で報告します。文書で報告することにより、患者さんが次回の受診をした際に、残薬のある薬の処方日数が短くなったり、処方薬が削除されたりする場合があります。

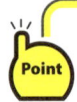

> ●疑義照会を行った場合、必要な要件を満たすことで加算を算定できます(➡p.191参照)。

●ポイント ⑥：処方箋の交付年月日と処方箋の使用期間

　処方箋を受け付ける際に特に注意しなければならないのが、**処方箋の使用期間**です。使用期間は、医師からの指示が特にない場合は、処方箋の交付日を含めて4日間（例：交付日が7月7日の場合は7月10日まで）とされています。この使用期間を過ぎた処方箋は受け付けることができないので、患者さんには改めて医療機関に受診してもらう必要があります。もし使用期間を過ぎた処方箋を提示されたら、使用期間を過ぎている旨と処方箋の受付ができない旨を丁寧に説明し、医療機関に相談してもらうようにしてください。

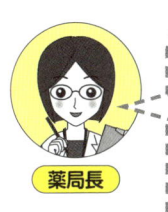

薬局長

使用期間を過ぎた処方箋は公的な文書としての効力そのものが失効しているため、疑義照会など薬局の判断で使用期間を延長することはできません。必ず患者さんから医療機関に問い合わせをしてもらうようにしてください。

Point

- ●処方箋の使用期間は原則、交付日を含めて4日間（医師からの特段の指示がない限り）。
- ●使用期間を過ぎたら受付できない。

●ポイント ⑦：処方箋の取り扱い

処方箋の取り扱いについても注意が必要です。

● 私文書偽造の回避

医療機関以外の者が、処方箋の医療機関が記載する欄に書き込むことは、「**私文書偽造**」という違法行為に当たる可能性があります。そのため、薬剤師を含む薬局のスタッフが、薬局での記載が認められている場所以外に書き込むことは禁止されています。

薬局で記載することが認められている場所は、調剤を行ったら必ず記載する「調剤済年月日」「保険薬局の所在地及び保険薬剤師氏名」の欄、疑義照会の内容と結果を記載する「備考」欄、リフィル調剤を記録する「調剤実施回数」の欄です（リフィル処方箋についてはp.52、53参照）。

また、患者さんが処方箋に勝手に薬を追加・記入したり、処方日数を書き換えたりするのも違法行為です。医療機関が処方箋の内容を修正・追加する場合には、二重線で元の内容を消すことと、処方医師の訂正印が必要です。

● 薬局スタッフが記載可能な処方箋の場所

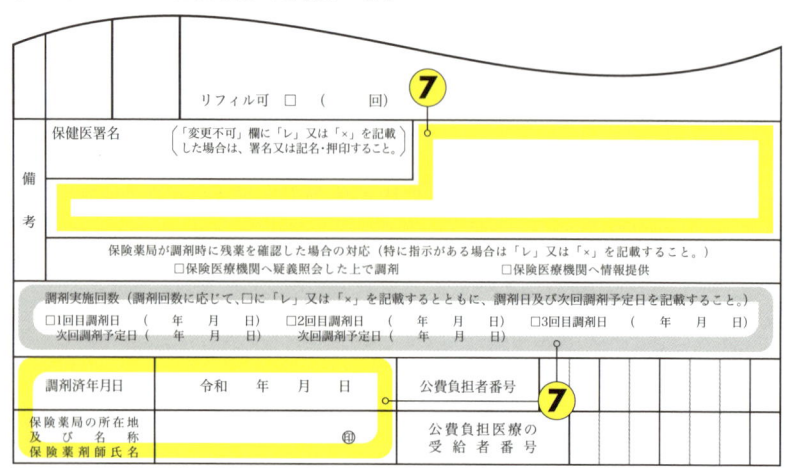

処方医の訂正印がないのに、手書きの書き込みがある処方箋を患者さんが持参した場合には、必ず薬剤師に伝えて疑義照会で医療機関に確認するようにしてください。

> **Point**
> - 処方箋への勝手な書き込みは「私文書偽造」の可能性がある。
> - 薬局で書き込みが可能な箇所：
>   - ・「調剤済年月日」「保険薬局の所在地及び保険薬剤師氏名」欄
>   - ・疑義照会の内容と結果を記載する「備考」欄
>   - ・リフィル調剤を記録する「調剤実施回数」の欄
> - 処方医の訂正印のない書き込み(修正)には疑義照会が必要。

● 保管の義務

患者さんに薬を渡し終わったあとの調剤済みの処方箋は、必要事項を記入して適切に保管する必要があります。調剤済み処方箋に記入しなければならない事項は、「**調剤済年月日**」「**調剤した薬剤師の記名・押印又は署名**」「**保険薬局の名称及び所在地**」「**疑義照会をした場合にはその内容と処方医からの回答**」です。

必要事項を記入した調剤済み処方箋は、薬剤師法により調剤済みとなった日から**原則3年間**保管しなければなりません。

また、2020(令和2)年4月1日の改正民法の施行により、調剤報酬請求権の消滅までの期間が3年から5年に延長されたため、その根拠となる調剤済み処方箋も**5年間**保管しておくことが望ましいとされています。

● 調剤済み処方箋、調剤録、薬歴の保存期間と関連法規

調剤済み処方箋 （麻薬処方箋を含む）	**「調剤済みとなった日から3年間」** （薬剤師法第27条より） ※5年に延長予定
調剤録	**「最終の記入の日から3年間」** （薬剤師法第28条より）
薬歴	**「最終の記入の日から起算して3年間」** （厚生労働省保険局医療課長通知より）

- 調剤済みの処方箋の保管は原則3年間。
- 「生活保護」「自立支援医療」「指定小児慢性特定疾病」「難病医療」「感染症法（結核）」の公費が適用となっている処方箋は5年間。

● 処方箋調剤を断ることは原則 NG

　薬局は、**正当な理由がなければ患者さんが持参した処方箋の受付を断ることはできません。**例えば、「薬局に処方された医薬品の在庫がない」「混んでいる」「クレーマーの患者さんだから」などでは正当な理由と認められず、処方箋の受付を断ることはできません。正当な理由とは、次のような場合です。

● 処方箋の受付を断れる正当な理由

- ・処方箋の内容に疑義があるが、処方医または医療機関に連絡がつかず疑義照会できない場合
- ・冠婚葬祭、急病などで薬剤師が不在の場合
- ・患者の症状などから早急に薬を交付する必要があるが、医薬品の調達に時間を要する場合
- ・災害、事故などにより物理的に調剤が不可能な場合

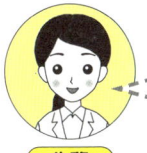

先輩

このほかに偽造処方箋の場合も、調剤を拒否できる正当な理由になりますね。

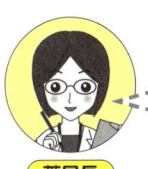

薬局長

偽造処方箋の疑いがあるときは、処方箋を発行した医療機関に確認をとります。偽造が発覚した場合は警察などへの連絡が必要です。

---

column 電子処方箋

　電子処方箋は、従来、紙ベースで発行されていた処方箋を電子化したもので、2023（令和5）年1月から運用が開始されました。処方箋の運用を電子的に行う仕組みであるため、複数の保険医療機関や保険薬局で直近に処方・調剤された情報の参照、それらを活用した重複投薬などのチェックを行うことができます。

　保険薬局では、処方箋内容のレセコンへの入力作業や紙処方箋の保管が不要になる、といったメリットがあります。また、処方箋のやり取りがシステムの中で行われるため、医師と薬剤師の情報共有の手段が増え、より円滑なコミュニケーションが期待できます。

○電子処方箋の仕組み

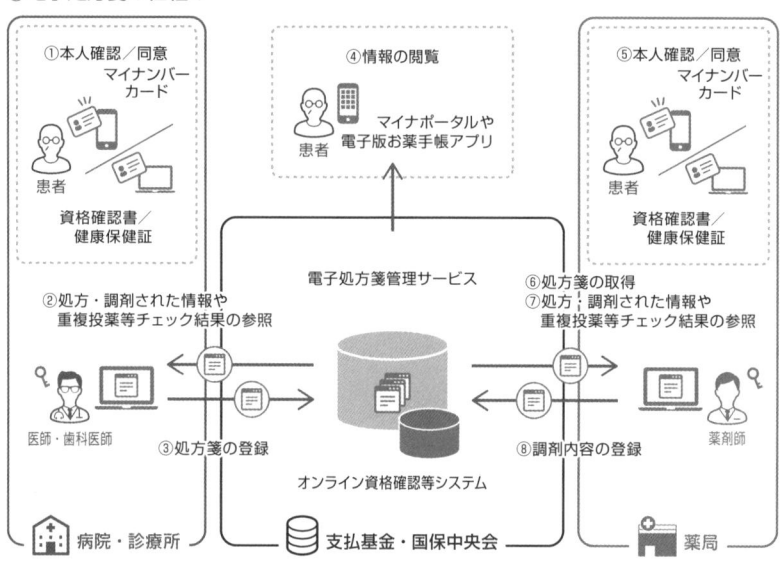

出典:厚生労働省「電子処方箋」

○電子処方箋のメリット

質の高い医療サービスの提供	患者が過去に利用した全国の医療機関と薬局における薬剤情報が参照できるため、質の高い医療サービスの提供が期待できる。
情報共有による重複投薬防止と適切な薬学管理	複数の医療機関と薬局の間での情報共有が進むことで、より実効性のある重複投薬防止と適切な薬学的管理が可能になる。
患者利便性の向上	患者が薬局に到着する前に受付・調剤が可能となるため、患者の待ち時間の短縮が期待できる。
患者が自身の薬剤情報を一元管理	患者が自身の服薬履歴などの薬剤情報を一元管理することができる。
保管スペースとコストの削減	紙の処方箋では必要となる保管スペースや用紙代、印刷代などのコストを削減することができる。
オンライン診療・オンライン服薬指導との相性がよい	患者を介さずに医療機関から薬局に処方箋原本がデータとして届くため、オンライン診療やオンライン服薬指導との相性がよい。

医薬品の定義と分類

医薬品は、法律と規制によって医療用医薬品、要指導医薬品、一般用医薬品など、複数に分類され、各分類には異なる販売や取り扱いの規定があります。ここで医薬品の定義と主要な分類を確認します。

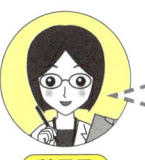

薬局長

医薬品って何かわかりますか？ 実は"医薬品"といってもいろんな種類があるんですよ。

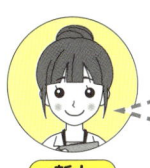

新人

そんなの簡単です！
病気やケガの治療に使う薬物ですよね。

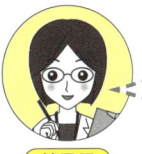

薬局長

それも間違いではありませんが、医薬品にはより厳密な定義があるんです。今日は、医薬品の種類とその定義について一緒に確認していきましょう。

●医薬品の定義

医薬品は、人や動物の疾病の治療や診断、予防に用いられるもので、薬機法[☆]で次のように定義されています。

●医薬品の定義（薬機法）

- ・日本薬局方に収められている物
- ・人又は動物の疾病の診断、治療又は予防に使用されることが目的とされている物であって、機械器具、歯科材料、医療用品及び衛生用品（以下「機械器具等」という）でないもの（医薬部外品を除く）
- ・人又は動物の身体の構造又は機能に影響を及ぼすことが目的とされている物であって、機械器具等でないもの（医薬部外品及び化粧品を除く）

日本薬局方の歴史

日本薬局方は、医薬品の規格基準書です。医薬品の性状や品質の適正を図るために法的に定められたものです。日本薬局方の歴史は古く、初版は1877（明治10）年に草案が作成されました。この草案は、オランダ薬局方を主軸に、欧米の薬局方を参考にして作られ、その後、外国人教師であるエーキマン、ゲールツ、ランガルトらの協力を得て編纂され、1886（明治19）年に正式に公布されました。保険薬局を開設する際には、日本薬局方とその解説書が必須であるため、皆さんがお勤めの薬局にもあるはずです。

☆**薬機法**　「やっきほう」と読む。正式名称は「医薬品、医療機器等の品質、有効性及び安全性の確保等に関する法律」で、「医薬品医療機器等法」と呼ばれることもある。

●医薬品の分類

医薬品は、**医療用医薬品**を主体とする**薬局医薬品**、**要指導医薬品**、**一般用医薬品**に大きく分類されています。医療用医薬品は、原則として医師の処方箋によって保険薬局で受け取ることのできる医薬品です。要指導医薬品と一般用医薬品は**OTC医薬品**とも呼ばれ、処方箋がなくても購入することができます。そして、医療用医薬品と一般用医薬品はさらに細かく分類されています。図で確認してみましょう。

●医薬品の分類

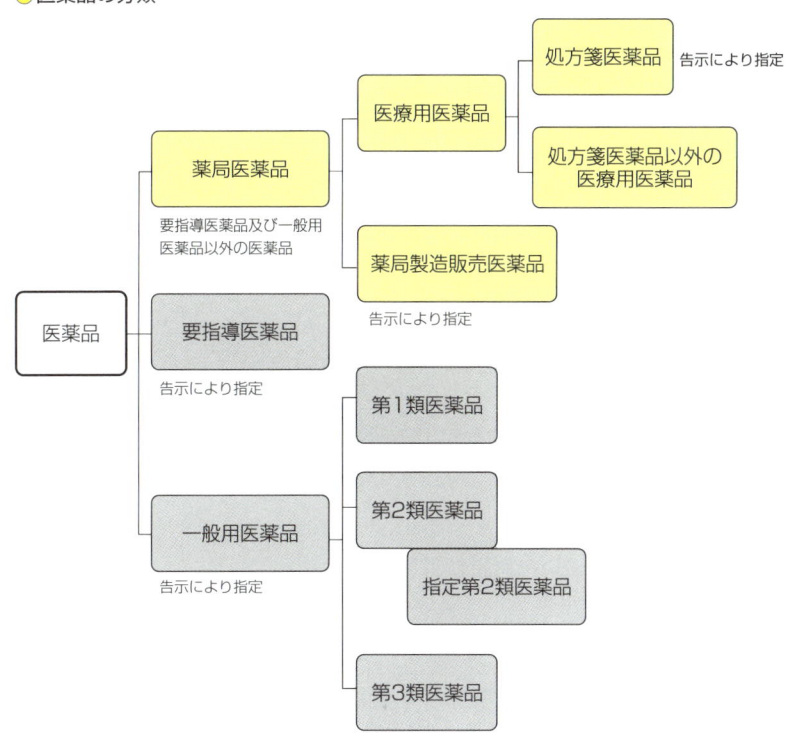

厚労省資料より：令和5年3月8日　第2回医薬品の販売制度に関する検討会

医療用医薬品		要指導医薬品	一般用医薬品		
① 処方箋 医薬品	② ①以外の 医療用 医薬品		第1類	第2類 (指定第2類を含む。)	第3類

➡ その効能および効果において人体に対する作用が著しくない
ものであって、薬剤師その他の医薬関係者から提供された情
報に基づく需要者の選択により使用されることが目的とされ
ているもの

処方箋医薬品：医師の処方箋に基づかなければ患者に授与できない医薬品	処方箋医薬品以外の医療用医薬品：医師による使用又は処方箋若しくは指示により使用されることを目的とした医薬品であって、処方箋医薬品以外のもの	要指導医薬品：医療用医薬品に準ずるものであり、対面の情報提供や指導が必要な医薬品	第1類医薬品：日常生活に支障を来す程度の健康被害が生じるおそれがあり使用に関し特に注意が必要な医薬品	第2類医薬品：日常生活に支障を来す程度の健康被害が生じるおそれがある医薬品 指定第2類医薬品：第2類医薬品のうち、禁忌があるなど特に注意を要する医薬品	第3類医薬品：第1類、第2類以外の一般用医薬品
糖尿病治療薬 心臓病治療薬 等	・ビタミン類 ・アセトアミノフェン ・ベタメタゾンリン酸エステルナトリウム 等	・フルルビプロフェン ・オキシコナゾール硝酸塩 ・オルリスタット 等	・ミノキシジル ・ファモチジン ・ロキソプロフェン ・殺虫剤(毒薬) 等	・漢方薬 ・アセトアミノフェン ・コデイン(指定) ・アスピリン(指定) ・プレドニゾロン(指定) 等	・ビタミンC ・ワセリン ・カフェイン 等

濫用のおそれのある医薬品は
ほぼ指定第2類医薬品(一部1類)

厚労省資料より：令和5年3月8日　第2回医薬品の販売制度に関する検討会(一部改変)

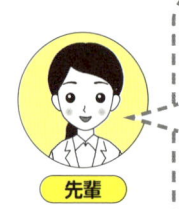

先輩

第1章でも、薬局と医薬品販売業(ドラッグストア
など)で取り扱う医薬品が異なることを説明しま
したね(➡p.26参照)。
医療用医薬品の分類についてはあとで詳しく説
明します(➡p.68参照)。

| column | 零売と零売薬局 |

零売（れいばい）とは「医薬品の分割販売」のことで、**零売薬局**とは「薬局医薬品のうち、処方箋医薬品以外の医療用医薬品を処方箋なしで販売する」という医薬品販売形態をとる薬局のことです。

そもそも、OTC医薬品ではない医療用医薬品を薬剤師のみで販売できるのでしょうか？　2014（平成26年）3月18日に厚生労働省より発出された通知「薬局医薬品の取扱いについて」では、おおむね次ページのように、処方箋医薬品とそれ以外の医療用医薬品の取り扱いについて示されています（詳細については厚生労働省通知：薬食発0318第4号を参照）。

すなわち、処方箋医薬品以外の医療用医薬品については、処方箋によらなくても販売は可能です。ただし、購入する際には医療保険を使えないため、医薬品を薬価以上の金額で購入することになるでしょう。

それでも、処方箋なしで医療用医薬品を購入できるということには、患者さんにとって「医療機関を受診する手間や診察代がかからない」というメリットがあります。

また、医療保険を使わないことから、現在の日本における医療費高騰への解決策となる可能性もあります。

しかし、「患者さんの健康に対する責任を負う覚悟と資質が薬剤師にあるのか」、「処方権のある医師との兼ね合い」、「副作用による健康被害が起きた際に救済制度の対象となるのか」など、多くの課題をはらんでいます。

さらに、現在、零売に関するルールを法制化する方向で議論が進んでいるため、規制が強化される可能性もあります。

処方箋医薬品

⇨正当な理由なく、処方箋によらずに販売授与することはNG。

正当な理由なく行った場合には罰則あり。

※正当な理由は、大規模災害時の対応等の特殊な場合のみ。

処方箋医薬品以外の医療用医薬品

⇨処方箋に基づく薬剤の交付が原則。

一般用医薬品の販売による対応を考慮したにもかかわらず、やむを得

ず販売しなければならない場合には、必要な受診勧奨を行った上で、

以下の事項を遵守すること。

- ・**販売数量の限定**：必要最小限の数量に限って販売。
- ・**販売記録の作成**：品目、数量、日時等を書面に記載（できれば購入者の連絡先も）。
- ・**調剤室での保管・分割**
- ・**広告の禁止**
- ・**服薬指導の実施**
- ・**添付文書の添付等**

このほか、相互作用・重複投薬を防止するために**薬歴管理**を実施するよう努めなければならない。

2.3 医療用医薬品

現在、保険診療に用いられる医療用医薬品として官報に告示されている（薬価基準に収載されている）品目は約1万3000☆あります。

働き始めてから 2 週間が経ったある日…

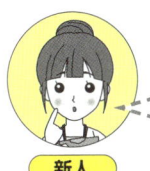

新人

だいぶ業務には慣れてきました。でも、お薬の名前がなかなか覚えられなくて…。

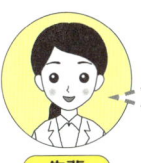

先輩

少しずつ覚えていけば大丈夫よ！

Hint

医療用医薬品とは

「医師若しくは歯科医師によって使用され又はこれらの者の処方せん若しくは指示によって使用されることを目的として供給される医薬品」と定義されています。

Hint

薬価基準とは

医療保険から保険医療機関や保険薬局（保険医療機関等）に支払われる際の医薬品の価格を定めたもののことです。

☆約1万3000　厚生労働省「薬価基準収載品目リスト及び後発医薬品に関する情報について（令和6年11月1日適用）」（https://www.mhlw.go.jp/topics/2024/04/tp20240401-01.html）

●医療用医薬品の分類

　医療用医薬品の中にも、さらにいくつかの分類があります。医療用医薬品の分類について見ていきましょう。

●処方箋医薬品と、処方箋医薬品以外の医療用医薬品

　医療用医薬品の中で、医師の処方箋がないと販売・授与できない医薬品が**処方箋医薬品**です。麻薬、向精神薬、覚醒剤原料などのほか、個別の有効成分ごとに厚生労働大臣によって指定されています。また、新規に医療用医薬品として承認されたものは、原則として処方箋医薬品に指定されます。

　処方箋医薬品ではない医療用医薬品が**処方箋医薬品以外の医療用医薬品**で、処方箋に基づいて販売・授与されることが原則とされている医薬品です。ただし、一般用医薬品の販売などの対応を考慮したにもかかわらず、やむを得ず販売せざるを得ない場合などは、医療機関への受診を勧めた上で販売することが可能です。

　前節のコラム（➡p.65参照）で述べたとおり、処方箋医薬品以外の医薬品を処方箋なしで販売することを「零売」といい、零売を専門に行う薬局もあります。しかし、零売をしない方針の保険薬局も多いので、勤務している薬局の方針を確認しておくことをおすすめします。

●取り扱いが規制されている医薬品

　医薬品の中には、安全性の面から法律などで取り扱いが規制されているものがあります。例えば、**毒薬**、**劇薬**、**向精神薬**、**麻薬**、**覚醒剤原料**などです。

●毒薬

　毒薬は、体内に吸収された際に他の医薬品よりも副作用を起こしやすい、毒性の強い医薬品として、厚生労働大臣により指定されています。

毒薬の容器やパッケージには、黒地に白枠、白文字で「薬品名」と「毒」という表示をしなければなりません。また、他の医薬品とは区別して、鍵のかかる保管庫で貯蔵・陳列する必要があります。法的な規制はありませんが、事故などを未然に防ぐために、帳簿を備えて「品名」「数量」「調剤後の残数」「年月日」「患者名」「調剤者の署名」などを控えることが望ましいとされています。

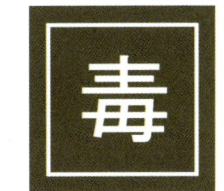

毒薬の例

Hint

・アンカロン（抗不整脈薬）

・ウブレチド（重症筋無力症）

● 劇薬

劇薬は、体内に吸収された際に毒薬に次いで副作用を起こしやすい、劇性の強い医薬品として、厚生労働大臣により指定されています。

劇薬の容器やパッケージには、白地に赤枠、赤字で「薬品名」と「劇」と表示をしなければなりません。

また、他の医薬品とは区別して保管する必要がありますが、鍵のかかる保管庫でなくても大丈夫です。

● 劇薬の表示

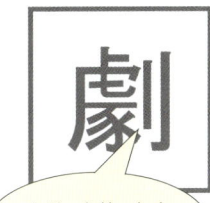

白地・赤枠・赤字で表示する。

毒薬と劇薬、どう違う？

Advice

毒薬と劇薬は、どちらも副作用を起こしやすい危険な薬物です。違いは毒性の強さ。毒薬の方が劇薬より毒性が強いです。

● 向精神薬

向精神薬は、「麻薬及び向精神薬取締法」と関連する政令に挙げられた物質です。向精神薬には、**抗うつ薬**や**抗不安薬**、**睡眠導入剤**などの中枢神経に作用する医薬品があります。乱用の危険性と医療上の有用性の程度により、第1種、第2種、第3種に分類されています。

向精神薬の保管は他の医薬品とは区別し、業務従事者が注意している場合以外は保管場所の出入口やロッカー、引き出しに鍵をかける必要があります。

第1種と第2種向精神薬に関しては、譲受、譲渡、廃棄をした際に「向精神薬の品名・数量」「譲受、譲渡又は廃棄年月日」「譲受又は譲渡の相手方の営業所等の名称・所在地」を記録し、2年間保存しなければなりません。第3種向精神薬に関しての記録義務はありませんが、記録することが望ましいとされています（患者へ処方箋により向精神薬を調剤・交付したときなどは、記録の必要はありません）。

主な向精神薬

第1種：メチルフェニデート（リタリン、コンサータ）、モダフィニル
　　　　（モディオダール）など

第2種：ブプレノルフィン（ノルスパンテープ、レペタン坐剤など）、
　　　　フルニトラゼパム（サイレース）、ペントバルビタール（ラボ
　　　　ナ）など

第3種：ゾピクロン（アモバン）、トリアゾラム（ハルシオン）、ブロチ
　　　　ゾラム（レンドルミン）など

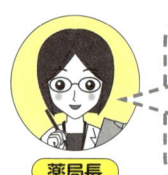

向精神薬、麻薬、覚醒剤原料は、安全管理と乱用防止を目的として、鍵をかけて保管することが法令で義務付けられています。

薬局長

column 医薬品の処方日数制限

　向精神薬や麻薬、新薬などには、処方日数に制限のある医薬品があります。処方日数制限のある医薬品が、制限日数を越えて処方されている場合には、医療機関への疑義照会が必要です。処方日数制限のある主な医薬品は以下の表のとおりです。

◯14日制限

一般名	商品名	区分
アモバルビタール	イソミタール	向精神薬
ペンタゾシン	ソセゴン	向精神薬
ペントバルビタールカルシウム	ラボナ	向精神薬
クロラゼプ酸二カリウム	メンドン	向精神薬
マジンドール	サノレックス	向精神薬
メサドン塩酸塩	メサペイン	麻薬
新医薬品(薬価基準収載の翌月の初日から1年間は、原則1回の処方で14日分が限度)		

◯30日制限

一般名	商品名	区分
メチルフェニデート塩酸塩	リタリン、コンサータ	向精神薬
フルニトラゼパム	サイレース	向精神薬
アルプラゾラム	ソラナックス、コンスタン	向精神薬
エスタゾラム	ユーロジン	向精神薬
エチゾラム	デパス	向精神薬
クアゼパム	ドラール	向精神薬

(次ページに続く)

クロキサゾラム	セパゾン	向精神薬
クロチアゼパム	リーゼ	向精神薬
クロルジアゼポキシド	コントール、バランス	向精神薬
ゾピクロン	アモバン	向精神薬
ゾルピデム酒石酸塩	マイスリー	向精神薬
トリアゾラム	ハルシオン	向精神薬
ブロチゾラム	レンドルミン	向精神薬
ブロマゼパム	レキソタン	向精神薬
ロフラゼプ酸エチル	メイラックス	向精神薬
ロラゼパム	ワイパックス	向精神薬
ロルメタゼパム	エバミール	向精神薬
オキシコドン酸塩酸水和物	オキシコンチン錠、オキノーム散	麻薬
コデインリン酸塩水和物	コデインリン酸塩	麻薬
ジヒドロコデインリン酸塩	ジヒドロコデインリン酸塩	麻薬
フェンタニルクエン酸塩	フェントステープ	麻薬
モルヒネ塩酸塩水和物	オプソ内服液、アンペック坐剤	麻薬
モルヒネ硫酸塩水和物	MSコンチン錠	麻薬

●90日制限

一般名	商品名	区分
クロナゼパム	ランドセン、リボトリール	向精神薬
クロバザム	マイスタン	向精神薬
ジアゼパム	セルシン、ホリゾン	向精神薬
ニトラゼパム	ネルボン、ベンザリン	向精神薬
フェノバルビタール	フェノバール	向精神薬

● 麻薬

麻薬とは「**麻薬及び向精神薬取締法**」により指定されている医薬品です。保険薬局で麻薬を取り扱うには、薬局開設許可や保険薬局の指定とは別に、**麻薬小売業者**の許可を受ける必要があります。

麻薬の保管にあたっては他の医薬品と区別し、鍵のかかる保管庫に保管する必要があります。麻薬の購入（譲受）時や、払い出したとき、許可を受けて廃棄したときには、必ず帳簿へ記載し、購入（譲受）をした麻薬の品名、数量、年月日、払い出した麻薬の品名、数量、年月日、患者氏名を記録します。また、麻薬の納品伝票は他の納品伝票と区別し、麻薬の処方箋も他の処方箋と区別して保管する必要があります。

麻薬を廃棄する際には、麻薬の品名、数量、廃棄方法について都道府県知事に届け出たのち、当該職員の立会いの下で行う必要があります。

麻薬の処方箋では、備考欄に「患者住所」と「処方医の麻薬施用者番号」の記載が必要ですので、受け付けた際には必ず確認するようにしましょう。

● 覚醒剤原料

覚醒剤原料☆は、「**覚醒剤取締法**」と関連する政令により定められた物質です。薬局では調剤で使用する場合に限り、医薬品である覚醒剤原料を取り扱うことができます。

覚醒剤原料の保管にあたっては他の医薬品と区別し、薬局内のできるだけ人目につかない鍵をかけた場所に保管しなければなりません。

また、2020年4月1日に「**改正覚醒剤取締法**」が施行され、麻薬の記録と同様に帳簿を備えて必要事項を記載することが義務となりました。

☆**覚醒剤原料**　2010年に「醒」が常用漢字となったのを受けて、2020年4月1日に施行された改正覚醒剤取締法により、「覚せい剤原料」から「覚醒剤原料」へと表記が変更された。

取り扱いの規制される医薬品の管理のまとめ

○毒薬の管理

・他の医薬品と区別して、鍵のかかる保管庫で貯蔵・陳列。

・「品名」「数量」「調剤後の残数」「年月日」「患者名」「調剤者の署名」
　などを帳簿に控えることが望ましい。

○劇薬の管理

・鍵のかかる保管庫でなくてもよいが、他の医薬品と区別して保
　管。

○向精神薬の管理

・他の医薬品と区別して、業務従事者が注意している場合以外は
　保管場所の出入口やロッカー、引き出しに鍵をかける。

・第1・2種向精神薬：譲受、譲渡、廃棄をした際に「向精神薬の品
　名・数量」「譲受、譲渡又は廃棄年月日」「譲受又は譲渡の相手方
　の営業所等の名称・所在地」を記録し、2年間保存。

・第3種向精神薬：上記の記録義務はないが、記録が望ましい。

○麻薬の管理

・他の医薬品と区別して、鍵のかかる保管庫に保管。

・麻薬の購入(譲受)時や払い出したとき、許可を受けて廃棄した
　ときは、帳簿へ記載し、購入(譲受)をした麻薬の品名、数量、年
　月日、払い出した麻薬の品名、数量、年月日、患者氏名を記録。

・納品伝票は他の納品伝票と区別して保管。

・処方箋では、備考欄に「患者住所」と「処方医の麻薬施用者番
　号」の記載が必要(受付時に必ず確認)。

・処方箋は他の処方箋と区別して保管。

・廃棄は品名、数量、廃棄方法について都道府県知事に届け出た
　のち、当該職員の立会いの下で行う。

- ●覚醒剤原料の管理
- ・他の医薬品と区別して、薬局内の人目につかない鍵をかけた場所に保管。
- ・帳簿を備えて必要事項を記録(麻薬の記録と同様)。

column

医薬品名に慣れなくて困った！
それなら登録販売者を目指しては!?

　調剤事務員は、医療や薬学の専門知識がないまま就業するケースが多く、医薬品名や医療用語に慣れるのに苦労することがあります。

　日々の業務を通して少しずつ覚えていくことは可能ですが、効率的に医薬品名や薬の基礎知識を習得したい方には、**登録販売者**の資格取得をおすすめします。

　登録販売者は、一般用医薬品(OTC医薬品)の販売に必要な公的資格であり、医薬品の成分や作用、副作用、使用上の注意など幅広い知識が求められます(➡p.253参照)。資格取得の過程で医薬品名や特徴、さらには基礎的な医学を体系的に学べるため、調剤事務員の業務にも役立ちます。

　登録販売者資格を取得するメリットは、知識の向上だけにとどまりません。保険薬局の多くではOTC医薬品を取り扱っていますが、資格取得後は2類・3類医薬品を直接取り扱うことが可能になります。また、患者さんからの相談に適切に対応できるようになるほか、薬剤師や他のスタッフとのコミュニケーションも円滑になり、業務効率の向上につながります。

　資格を取得することでキャリアアップの選択肢も広がり、より自信を持って仕事に取り組めるようになるでしょう。

●先発医薬品と後発医薬品

医療用医薬品には**先発医薬品**と**後発医薬品**という分類もあります。

先発医薬品は、新しい効能・効果を有して最初に発売された医薬品のことで、**新薬**とも呼ばれています。先発医薬品を開発するためには、十数年の長い年月と数百億円もの莫大（ばくだい）な費用をかけた研究開発や**臨床試験（治験）**が必要です。そのため、販売後には一定の特許期間（20〜25年）が設けられ、その期間は開発した製薬企業が独占的に販売できます。

先発医薬品の薬価は、製造原価のほか研究開発費や特許料、適正使用のための情報提供活動費などが含まれるため、高く設定されます。

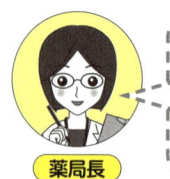

薬局長

先発医薬品と後発医薬品のどちらにも分類されない、**漢方薬**や**基礎的医薬品**などの医薬品もあります（➡p.78、81参照）。

政府が推進する後発医薬品の普及

Trivia

日本では少子高齢化の進展に伴い、医療費の増加が深刻な課題になっています。高齢者人口がピークを迎える2040年に医療費は68.3兆円（GDP比8.6%）に達すると予測されており、国の財政を圧迫しています。持続可能な医療制度を維持するために、日本政府は医療費の抑制策の一環として、後発医薬品（ジェネリック医薬品）の普及を積極的に推進しているのです。

●後発医薬品

先発医薬品の再審査期間と特許期間が終了したあとに発売されるのが後発医薬品で、**ジェネリック医薬品**とも呼ばれています。後発医薬品は、先発医薬品と同じ有効成分を同じ量含んでいて、品質、有効性、安全性などにおいて先発医薬品と同等であると、厚生労働省から承認を得た医薬品です。

先発医薬品に比べて研究開発に必要な試験項目が少なく、費用が低く抑えられることから、原則として薬価は先発医薬品より低く設定されます（先発医薬品よりも薬価の高い後発医薬品もあります）。

後発医薬品では、添加物や製造工程などが先発医薬品と異なる場合がほとんどのため、先発医薬品とまったく同じというわけではありません。しかし、サイズや味などの改良で飲みやすく工夫された後発医薬品もあります。

●オーソライズドジェネリック（AG）

また、**オーソライズドジェネリック（AG）**という、先発医薬品を販売する製薬企業から特許権の許諾を受けた（オーソライズド：Authorized）後発医薬品もあります。基本的には原薬、添加物、製造方法などが先発医薬品と同じです（一部異なるものもあります）。

●準先発品

1967（昭和42）年以前に承認・薬価収載された医薬品には、先発と後発の分類がありませんでした。それらの医薬品の中で、価格差のある同一剤形、同一規格の後発医薬品が存在する医薬品が**準先発品**です。

●長期収載品

長期収載品とは、明確な定義はなされていませんが、一般的には「再審査期間が終了している」「すでに特許も切れている」「後発医薬品（ジェネリック医薬品）がある」先発医薬品のことをいいます。

●バイオシミラー

微生物や動物細胞を用いて作ったたんぱく質を有効成分とする医薬品を**バイオ医薬品**といいます。そして、新薬として発売されたバイオ医薬品と同等／同質の品質、安全性、有効性のある医薬品として、異なる製造販売業者によって開発された医薬品を**バイオシミラー（バイオ後続品）**といいます。先行バイオ医薬品の特許が切れ、再審査期間が満了したあとに発売され、価格も低く設定されています。

バイオシミラーとジェネリックはどう違う？

通常の医薬品では「先発品」「後発品」と呼びますが、バイオ医薬品では「先行品」「後続品」と呼びます。通常の医薬品は先発品と後発品で成分が同じですが、バイオ医薬品の成分は構造が複雑なので、完全に同じ成分で作ることはできません。

●漢方薬、生薬

漢方薬は基本的には2種類以上の**生薬**（しょうやく）を組み合わせたものです。また、生薬とは、天然の植物、動物、鉱物などを採取し、薬用を目的に加工したものです。医療用医薬品の漢方薬や生薬は、先発医薬品と後発医薬品のどちらにも分類されません。

漢方薬にはなぜジェネリックはないの？

漢方薬は、古代中国や日本の伝統医学に基づいて処方されています。また、1種類の化学成分ではなく複数の生薬で成り立っているため、特許が存在しないのです。このため、先発品・後発品のどちらにも分類されません。

漢方薬とは、「**漢方医学で治療薬として今日までに伝承されてきた薬・処方**」です。漢方薬は基本的には2種類以上の生薬がブレンドされています（**方剤**ともいいます）。例えば、有名な「葛根湯」は『傷寒雑病論』に記載されており、下図のような7つの生薬で構成されています。

生薬とは、薬効を有する天然物を、粉砕したり、乾燥させたり、抽出したもので、植物の根や茎、葉、種子など、植物由来のものが多いですが、動物由来のもの、鉱物や貝殻などもあります。

● 生薬の配合：葛根湯の例

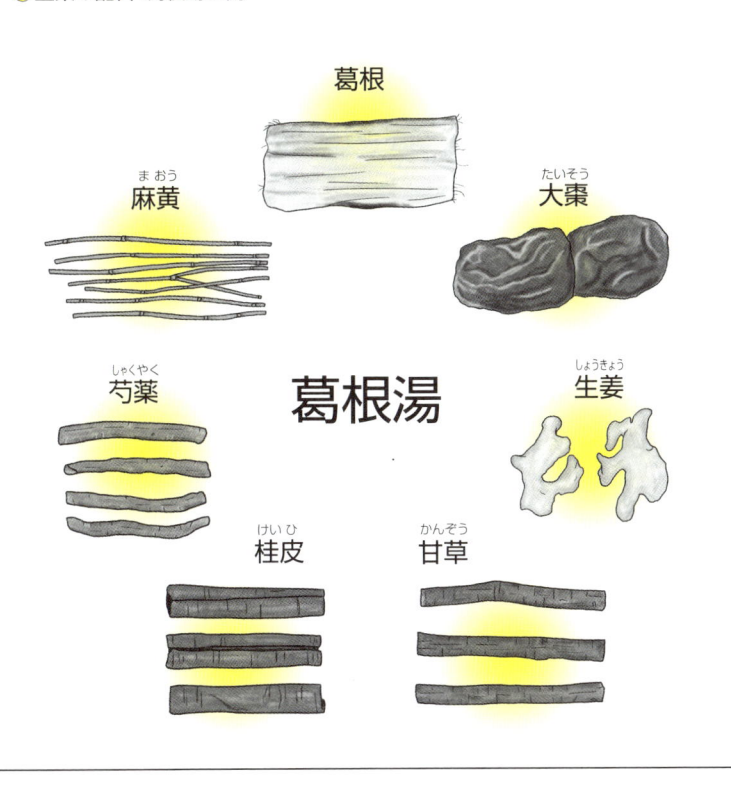

風邪をひいたときに飲む生姜湯。このような身近な習慣も、漢方医学の長い歴史の中で育まれてきた知恵の1つです。

そのルーツは弥生時代後期にさかのぼり、遣隋使や遣唐使によって中国医学がもたらされたことから始まります。『黄帝内経』、『傷寒雑病論』、『神農本草経』といった古典医学書は、当時の日本にとって「知の宝物」でした。

○神農本草経

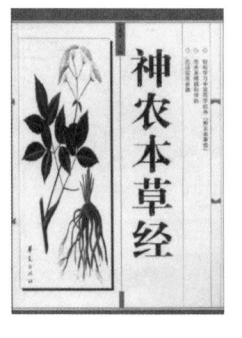

『黄帝内経』は単なる医学書ではなく、陰陽五行説をもとに自然と人体の調和を説く医学哲学書です。この考え方は、現代の漢方医学にも深く根付いています。次に『傷寒雑病論』は、病気をいくつかの段階に分け、それぞれの段階に適した治療法を示した、いわば実践的なガイドラインです。さらに『神農本草経』は、薬物に関する知識を網羅し、薬草を中心とする日本の薬学発展に貢献しました。

こうして、伝来した中国医学は平安時代に日本独自の工夫を加えられ、江戸時代には現代の漢方医学の原型が完成しました。特に「葛根湯」や「桂枝湯」といった処方は、当時から現在まで広く使われています。

○黄帝内経（素問）の抜粋

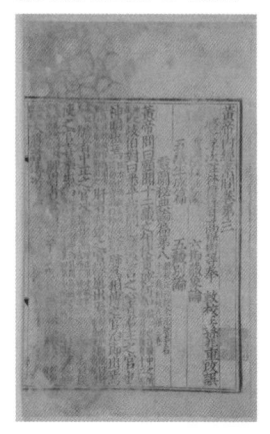

●基礎的医薬品

基礎的医薬品とは、保険医療上の必要性が高く、医療現場で長期間にわたって広く使用され、有効性・安全性が確立されている医薬品で、継続的な市場への安定供給を確保する必要があるという理由から薬価上の措置が行われた医薬品群です。

2016（平成28）年度薬価制度改革から導入された制度で、最も販売額が大きい銘柄に価格を集約させることによって、薬価を維持しています。基礎的医薬品の対象品目のリストは、厚生労働省のサイトから確認することができます（右記QRコード参照）。

●局方品
（きょくほうひん）

日本薬局方に収載されている、製法や含有量などの基準に合致する医薬品です。有効性・安全性に優れ、医療上の必要性が高く、国内で広く使用されているものが日本薬局方の収載対象となります。

---

column	薬価と薬価改定

薬価とは、国（厚生労働省）が定めた医療用医薬品の価格で、**薬価改定**とは薬価を見直す制度です。薬価改定は基本的には2年に一度に行われます。薬価改定のときには、ほとんどの医薬品の薬価が引き下げられてしまう状況です。そのため、薬価が下がりすぎると不採算になってしまい、製薬企業が製造を中止してしまう可能性もあります。医療現場で必要不可欠な医薬品が製造中止などにならないよう、薬価の下支えをする制度として導入されたのが**基礎的医薬品**です。

●医薬品の剤形

　医薬品の形態のことを**剤形**といいます。剤形には、医薬品を体内や患部に送り届けるルートに応じた、様々な種類があります。

● 主な剤形の種類

剤形		特徴	
内服薬	錠剤	成分と添加物を混合し、圧縮して固めた薬です。 固形状で、胃や腸で溶けるタイプ、口の中で溶けるタイプ(**口腔内崩壊錠**、**チュアブル錠**)などがあります。	
	カプセル剤	ゼラチンなどで作ったカプセルに、顆粒や液体などを詰めた薬です。 顆粒や粉末を詰めたものを**硬カプセル剤**、液体を詰めたものを**軟カプセル剤**といいます。	
	散剤・顆粒剤	**散剤**は粉末状の薬で、**顆粒剤**は粒状の薬です。 粒の大きさは⑤散剤<⑥顆粒剤です。	
	水剤 (内服液剤・シロップ剤)	液体の飲み薬です。 **内服液剤**は薬の成分を精製水などに溶かして作られ、**シロップ剤**は内服液剤に甘みを加えて飲みやすくしています。	

（次ページに続く）

外用薬	軟膏剤・クリーム剤・外用液剤	皮膚に塗る薬です。患部の場所や状態などに合わせて使い分けます。	
	貼付剤	皮膚に貼って使う薬で、薬の成分を皮膚から体内に浸透させます。多くが貼った部位に効果が表れるタイプ（例：痛み止めの湿布）ですが、全身に効果が表れるタイプもあります。	
	点眼剤	目薬のことで、目に垂らして使用します。	
	点鼻剤	鼻の穴に容器の先端を入れて薬剤を鼻の奥にスプレーする薬です。	
	点耳薬	耳の中に液体の薬剤を垂らして使用する薬です。	
	坐剤	肛門や膣から挿入する薬で、体内で溶けて成分が放出されます。	
	吸入剤	粉末や霧状に噴霧した薬を口から吸い込むことで、気管支や肺に作用させる薬です。	
注射薬	注射剤（自己注射）	患者さん自身や家族によって行われる薬剤の注射のことです。	

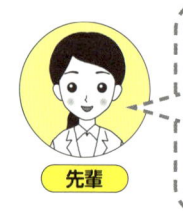

先輩

> 飴菓子状のSPトローチは外用薬（直接飲み込まない）、チューブ入りのフロリードゲルは内服薬（飲み込む）です。見た目からくる印象と異なる剤形もありますね。

●医薬品の容器

医薬品容器は、主に次表のような種類に分類されます。

種類	目的	例
密閉容器	固体の異物が混入するのを防ぐことで、内容物の損失を防ぐ。	紙袋、紙箱
気密容器	固体または液体の異物の侵入を防ぐことで、内容物の蒸発や風解、潮解を防ぐ。	ガラス瓶、缶、プラスチック容器
密封容器	固体や液体だけでなく、気体の侵入も防ぐ。	ガラス製のアンプル、バイアル

●医薬品の包装形態

医薬品の主な包装形態を次表にまとめました。

包装形態	説明
PTP包装 ※ブリスター包装の一種	プラスチックの部分に錠剤などを入れ、アルミでシールしたもの。プラスチック部分を押して錠剤を取り出す。
SP包装（ストリップ包装）	2枚のフィルムで薬剤を挟み、周囲を接着したもの。
ピロー包装	1枚のフィルムを背中合わせで筒状にシールし、指定の長さに切断したあと、上下をヒートシールで圧着したもの。形が枕に似ていることから「ピロー包装」と呼ばれている。
ブリスター包装	プラスチックのシートを加熱成形し、くぼみに製剤を入れ、台紙やプラスチックフィルムで覆って接着したもの。
バラ包装	多数の錠剤やカプセルをガラスやプラスチックなどの容器に直接入れたもの。

● 医療用医薬品の名称

処方箋に記載される医療用医薬品の名称には、「**商品名(銘柄名)**」と「**一般名**」があります。それぞれの見分け方を確認しましょう。

● 商品名(銘柄名)

「商品名(銘柄名)」は、医薬品を販売している製薬企業が決めた名称です。処方箋に商品名が記載されている場合は、記載されたとおりの医薬品を調剤するか、一定の条件を満たした場合は後発品に変更することも可能です。後発医薬品の商品名には、医薬品の一般名と製造メーカー名を組み合わせた名称が使われます。

● 商品名の構成と例

ロキソニン®錠60mg
オロパタジン塩酸塩OD錠5mg「トーワ」

銘柄	剤形	規格(成分量)	メーカー名
ロキソニン	錠	60mg	※先発品では、商品名にメーカー名をつけることは少ない。
オロパタジン塩酸塩	OD錠	5mg	「トーワ」 ※後発品の場合は、メーカー名と組み合わせて商品名とする。

● 一般名の構成と例

　一般名とは、医薬品の「有効成分の一般的名称」のことで、医師が特定の銘柄医薬品を指定せずに処方する際に用いられます。一般名で記載された処方を**一般名処方**といい、処方箋には「有効成分の一般的名称」「剤形」「規格(含量)」が記載されています。

　一般名処方では、処方箋に記載された有効成分で含量と剤形が同じであれば、どの製薬企業の医薬品で調剤してもかまいません。

● 一般名の構成

【般】	成分	剤形	規格(成分量)
【般】	ロキソプロフェンナトリウム水和物	錠	60mg
【般】	オロパタジン塩酸塩	口腔内崩壊錠	5mg

● 一般名処方の例

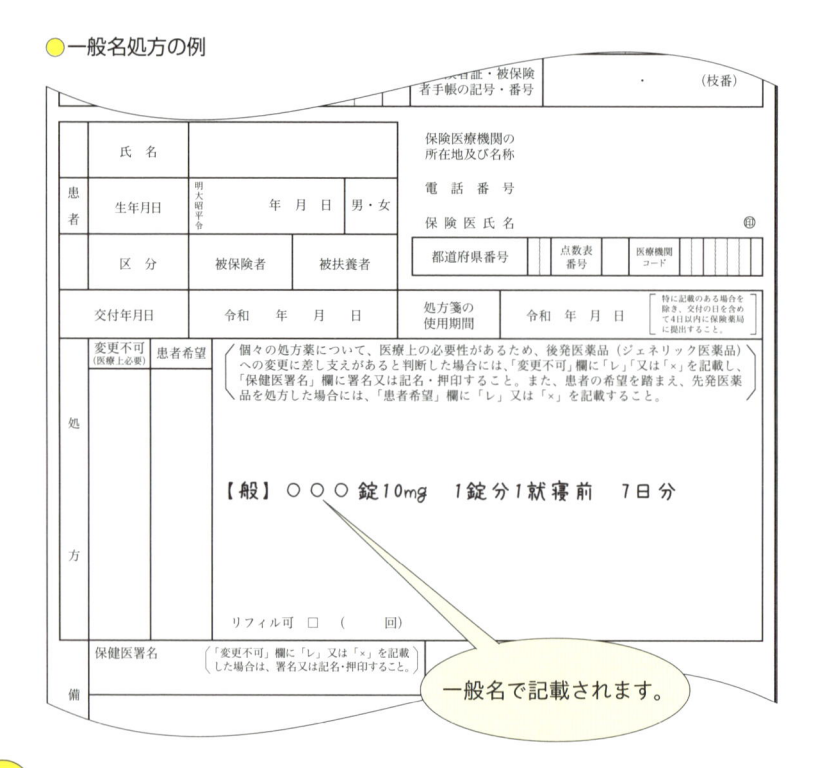

●代替調剤

　薬剤師が患者さんの希望を聞くなどして、処方薬を別の医薬品に変更して調剤することを**代替調剤**といいます。後発品に変更して調剤することを目的としている制度です。ここで、代替調剤の基本的なルールを確認しておきましょう。なお、後発品で調剤する前に必ず患者さんの希望を確認してください。確認せずに後発品を調剤するとトラブルになることがあります。

　先発品、後発品に限らず、在庫の都合や医薬品の流通の関係で患者さんの希望に添えない場合は、その旨もきちんと説明してご理解をいただきましょう。また、2024（令和6）年10月からは、患者さんが先発品を希望した際の「**選定療養**」の制度がスタートしました。p.51のコラムを参照し、患者さんに説明できるようにしておきましょう。

●商品名処方の場合

　商品名で処方されている場合は、処方箋の「変更不可欄」を確認します。「変更不可欄」に**チェックがあり**、備考欄の「保険医署名欄」に医師の署名、または記名・押印がある場合には、代替調剤はできません。「変更不可欄」に**チェックがない場合**は、患者さんの希望を聞いた上で代替調剤ができます。

　後発品の中には、「先発品と同じ薬価」や「先発品よりも薬価が高い」ものがあります。同一剤形、同一規格であれば、先発品から「先発品と同じ薬価」や「先発品よりも薬価が高い後発品」への変更は可能ですが、この場合は**後発品の使用割合**には含めません（下記Hint参照）。

後発薬の使用割合

後発薬の使用割合が一定以上あると、後発医薬品調剤体制加算を算定できます（➡ p.182参照）。

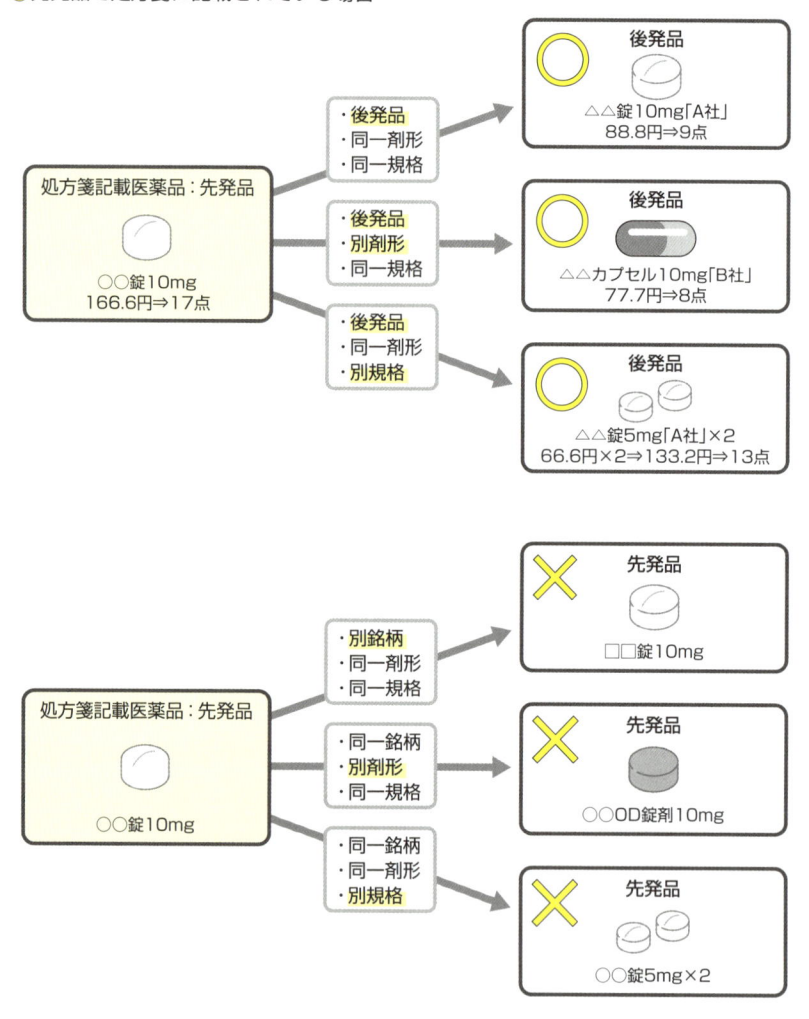

●先発品で処方箋に記載されている場合

処方箋記載医薬品：先発品
○○錠10mg
166.6円⇒17点

・後発品
・同一剤形
・同一規格

後発品
△△錠10mg「A社」
88.8円⇒9点

・後発品
・別剤形
・同一規格

後発品
△△カプセル10mg「B社」
77.7円⇒8点

・後発品
・同一剤形
・別規格

後発品
△△錠5mg「A社」×2
66.6円×2⇒133.2円⇒13点

処方箋記載医薬品：先発品
○○錠10mg

・別銘柄
・同一剤形
・同一規格

先発品
□□錠10mg

・同一銘柄
・別剤形
・同一規格

先発品
○○OD錠剤10mg

・同一銘柄
・同一剤形
・別規格

先発品
○○錠5mg×2

規格

製品やサービスの品質、性能、形状などについて定められた基準を「**規格**」という。ここでは、医薬品の1錠、1包、1バイアルに含まれる有効成分の含量を示す。

● 後発品で処方箋に記載されている場合

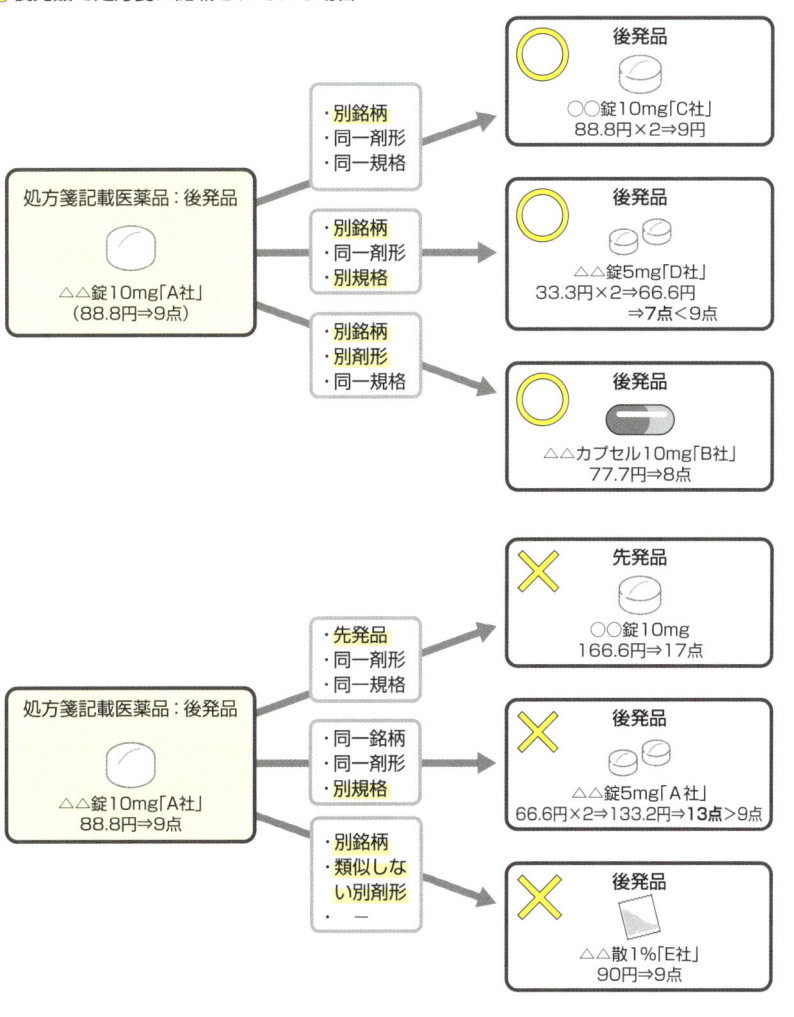

後発品で処方箋に記載されている場合の図

処方箋記載医薬品：後発品
△△錠10mg「A社」
（88.8円⇒9点）

- 別銘柄
- 同一剤形
- 同一規格
→ 後発品
○○錠10mg「C社」
88.8円×2⇒9円

- 別銘柄
- 同一剤形
- 別規格
→ 後発品
△△錠5mg「D社」
33.3円×2⇒66.6円
⇒7点<9点

- 別銘柄
- 別剤形
- 同一規格
→ 後発品
△△カプセル10mg「B社」
77.7円⇒8点

処方箋記載医薬品：後発品
△△錠10mg「A社」
88.8円⇒9点

- 先発品
- 同一剤形
- 同一規格
→ 先発品
○○錠10mg
166.6円⇒17点

- 同一銘柄
- 同一剤形
- 別規格
→ 後発品
△△錠5mg「A社」
66.6円×2⇒133.2円⇒**13点**>9点

- 別銘柄
- 類似しない別剤形
- ―
→ 後発品
△△散1%「E社」
90円⇒9点

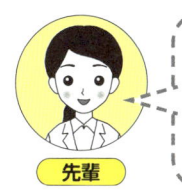

先輩

代替調剤のルールはかなり細かくて複雑。一度で完璧に理解するのは大変です。少しずつ覚えれば大丈夫です。

2

処方箋と医薬品

- 処方箋に記載された先発品と、代替調剤する後発品が「同一剤形・同一規格」であれば、先発品よりも後発品の薬価が高い場合でも後発品に変更できる。
- 代替調剤する後発品の薬剤料が安くなる場合に限り、「規格」の変更や「類似する別剤形」への変更可能。
- 商品名処方の場合は、変更不可欄を確認。
- 後発薬への切り替えが可能な場合は患者さんの希望を確認。

● 類似する別剤形

かたち	類似する別剤形
固形	錠剤、カプセル剤、口腔内崩壊錠（OD錠、D錠）、丸剤
粉状	散剤、末剤、顆粒剤、細粒剤、ドライシロップ（粉の状態）
液体	液剤、シロップ剤、ドライシロップ（液体にした状態）

● 一般名処方の場合

　一般名処方の場合は、原則として後発品で調剤します。ただし、患者さんが先発品を希望する場合や後発品がまだ販売されていない場合、薬局に後発品の在庫がなくやむを得ない場合などでは、先発品で調剤することも可能です。先発品で調剤した場合には、レセプトに理由を記載します。

こんな代替調剤はNG

「先発品➡別メーカーの先発品」「後発品➡先発品」のような代替調剤は認められていません。患者さんの希望や医薬品の流通状況など、やむを得ない場合は、薬剤師が処方医に疑義照会をする必要があります。

● 一般名処方の場合

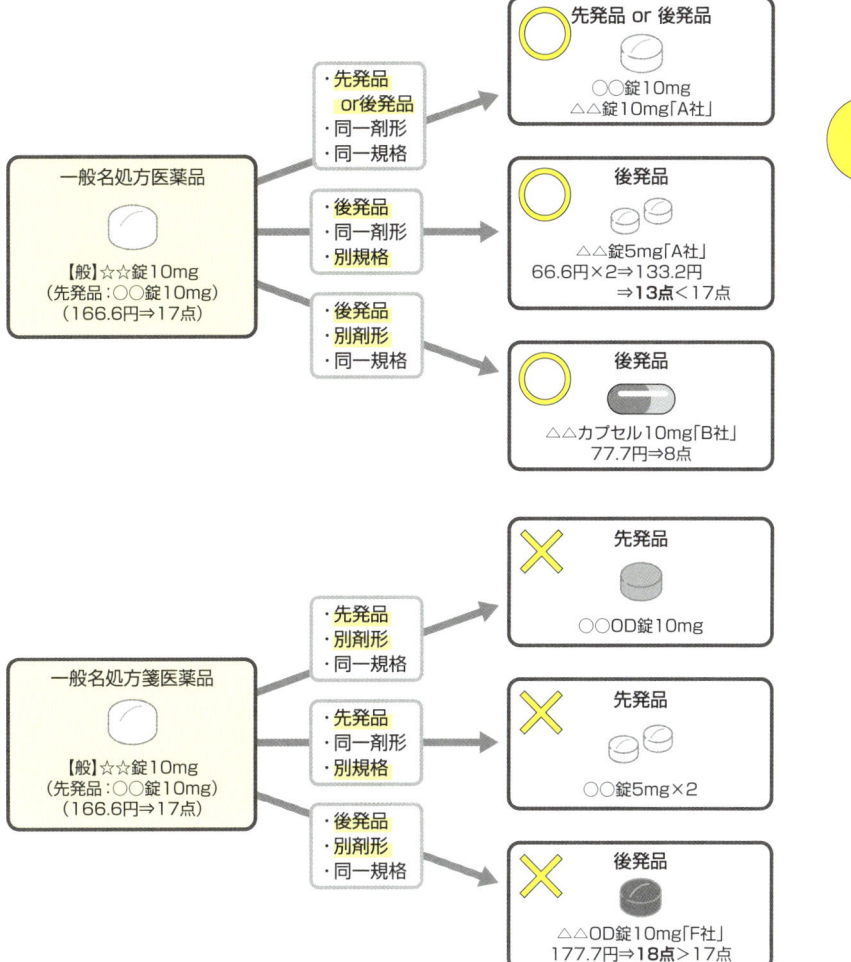

2.4 OTC医薬品

OTC医薬品は、処方箋がなくても薬局やドラッグストアなどで購入できる医療用医薬品以外の医薬品で、市販薬や大衆薬とも呼ばれます。
OTCとは、英語の「Over The Counter（カウンター越しの）」の略です。

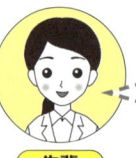

先輩

今回は、薬局に置いているOTC医薬品について確認していきましょう。

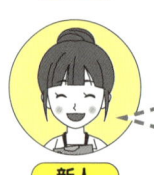

新人

OTC医薬品はテレビCMでよく見かけますし、少しなじみがあるものも多いです！

●OTC医薬品の分類

OTC医薬品は**要指導医薬品**と**一般用医薬品**に分類され、一般用医薬品はさらに**第1類医薬品**、**第2類医薬品**、**第3類医薬品**に分類されています。

近年は「自分で自分の健康を管理する」という**セルフメディケーション**が推進されていて、OTC医薬品をうまく活用することによりセルフメディケーションの向上が期待されています。

● OTC医薬品の分類

		対応する専門家	販売者から購入者への説明	購入者からの相談への対応
要指導医薬品		薬剤師	書面を用いて、適正使用のために必要な情報提供を行わなければならない	義務（相談に応じなければならない）
一般用医薬品	第1類医薬品	薬剤師		
	第2類医薬品	薬剤師または登録販売者	適切な情報提供に努めなければならない	
	第3類医薬品	薬剤師または登録販売者	規定なし	

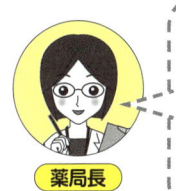

薬局長

セルフメディケーションとは、WHO（世界保健機関）により「**自分自身の健康に責任を持ち、軽度な身体の不調は自分で手当てすること**」と定義されています。

Advice

セルフメディケーションが減税になる

「**セルフメディケーション税制**」という制度により、その年中に一定金額を超える**スイッチOTC医薬品**☆（➡ p.97参照）を購入した場合に、その購入費用について所得控除を受けることができます。

Point

● ドラッグストアなどで販売される医薬品をOTC医薬品という。
● OTC医薬品は、要指導医薬品と一般用医薬品（第1〜3類医薬品）に分けられる。

☆**スイッチ OTC 医薬品**　要指導医薬品および一般用医薬品のうち、医療用から転用された医薬品。

●要指導医薬品

　要指導医薬品は、適正な使用のために薬剤師が書面を用いて対面による情報提供や指導を行うことが必要な医薬品です。薬剤師からの説明を受けずに購入することのないよう、容易に手に取ることができない場所に陳列することなどが義務付けられています。

　要指導医薬品には、「医療用医薬品を経ずに直接OTCとして承認された医薬品（**ダイレクトOTC医薬品**）」、「医療用医薬品から一般用医薬品に転用された医薬品（**スイッチOTC医薬品**）で、転用後間もないもの（**スイッチ直後品目**）」、「劇薬」が該当します。要指導医薬品の一覧を次ページから示します。

●一般用医薬品

　一般用医薬品は、医療用医薬品と要指導医薬品以外の医薬品です。一般の人が薬剤師や登録販売者からの情報提供に基づいて、自らの判断で購入し、自らの責任で使用する医薬品であり、軽度な疾病に伴う症状の改善、生活習慣病などの疾病に伴う症状発現の予防、生活の質の改善・向上、健康状態の自己検査、健康の維持・増進、その他保健衛生を目的とするものと定義されています。

　一般用医薬品はさらに、副作用などのリスクによって**第1類医薬品**、**第2類医薬品**、**第3類医薬品**に分類されていて、情報提供の必要性や陳列に関するルールなどが設けられています。前ページの表に示すとおり、OTC医薬品の区分に応じて、薬剤師または登録販売者が対応します。

　登録販売者とは、一般用医薬品の中の第2類医薬品と第3類医薬品を販売することができる医薬品販売の専門家です（➡p.253参照）。都道府県知事が行う試験に合格し、登録することで、登録販売者として働くことができます。

●要指導医薬品一覧（2025年3月21日時点）

有効成分	販売名	製造販売業者
メロキシカム	メロキシン	エスエス製薬株式会社
ラベプラゾールナトリウム	パリエットS パリエット10	エーザイ株式会社
モメタゾンフランカルボン酸エステル水和物	ナゾネックス点鼻薬<季節性アレルギー専用> ナザールNX<季節性アレルギー専用>	佐藤製薬株式会社
ブリモニジン酒石酸塩	マイティアルミファイ	千寿製薬株式会社
フルルビプロフェン	ヤクバン ヤクバンL ヤクバンXL	株式会社トクホン
ロキソプロフェンナトリウム水和物／メキタジン／L-カルボシステイン／チペピジンヒベンズ酸塩	パブロンLX錠 パブロンBiz錠 パブロンエースLX錠 パブロンSゴールドLX錠	大正製薬株式会社
ロキソプロフェンナトリウム水和物／d-クロルフェニラミンマレイン酸塩／ジヒドロコデインリン酸塩／dl-メチルエフェドリン塩酸塩／グアイフェネシン／無水カフェイン	コルゲンコーワLX錠	興和株式会社
ロキソプロフェンナトリウム水和物／ブロムヘキシン塩酸塩／クレマスチンフマル酸塩／ジヒドロコデインリン酸塩／dl-メチルエフェドリン塩酸塩	ルルアタックLX ロキソニン総合かぜ薬	第一三共ヘルスケア株式会社
フェキソフェナジン塩酸塩／塩酸プソイドエフェドリン	アレグラFXプレミアム	サノフィ株式会社
オキシコナゾール硝酸塩	オキナゾールL600	田辺三菱製薬株式会社
オルリスタット	アライ	大正製薬株式会社
ポリカルボフィルカルシウム	ギュラック	小林製薬株式会社

（次ページに続く）

ヨウ素／ポリビニルアルコール（部分けん化物）	サンヨード	参天製薬株式会社
イトプリド塩酸塩	イラクナ	小林製薬株式会社
ナプロキセン	モートリンNX	JNTLコンシューマーヘルス株式会社
セイヨウハッカ油	コルペルミン	ゼリア新薬工業株式会社
プロピベリン塩酸塩	バップフォーレディ ユリレス	大鵬薬品工業株式会社

●要指導医薬品（劇薬）一覧（2025年3月21日時点）

販売名	製造販売業者
ガラナポーン	大東製薬工業株式会社
ハンビロン	日本薬品株式会社
ストルピンMカプセル	日本薬品株式会社
エフゲン	阿蘇製薬株式会社

column OTC類似薬

OTC医薬品（市販薬）と効果やリスクなどの性質が似ているものの、原則として処方箋が必要な医薬品を「**OTC類似薬**」（医薬品の分類上は医療用医薬品）といいます。

現在、国の医療費削減のために、OTC類似薬を保険適用から外すかどうかの議論が行われています。OTC類似薬を保険適用から外すことによ

り、国の医療費削減に加えてセルフメディケーションの促進も期待できます。一方で、患者さんの経済的負担が増加する可能性や、医療機関を受診しないことによる健康リスクの増大などが懸念されています。

今後も議論は続いていくと思いますので、ニュースなどで見かけた際には注目してみてください

| column | スイッチOTC化のリスクとベネフィット |

「この薬、病院に行かなくても薬局で手軽に買えたらいいのに……」と思ったことはありませんか？　そんな願いを実現するのが**「スイッチOTC化」**です。

これは、処方箋が必要だった医療用医薬品を、薬局で購入できる一般用医薬品（OTC医薬品）に転用する仕組みであり、転用されたものを「スイッチOTC医薬品」と呼びます。

スイッチOTC化されると、便利になる一方でリスクも出てきます。

誤った使用や乱用によって健康被害が生じる可能性があるため、スイッチOTC化には厳格な基準が設けられています。

厚生労働省によると、スイッチOTC化を検討する際には、次の囲みに示す要件が重視されます。

- **安全性**：医療用として長期間使用されており、副作用が少なく、安全性が確認されていること。
- **有効性**：適切な用法・用量で効果が得られること。
- **自己判断の可能性**：消費者が自身の症状を正しく理解し、適切に薬を選択・使用できること。
- **乱用や誤用のリスクが低いこと**：依存性や不適切な使用の危険性が少ないこと。

出典：厚生労働省資料（https://www.mhlw.go.jp/content/11121000/001206970.pdf）

これらの基準を満たすことで、消費者は軽い症状に対して医師の診断を必要とせず、薬局で手軽に薬を入手できるようになります。

一方で、服薬に伴うリスクを最小限に抑えるためには、薬剤師による適切なアドバイスや十分な情報提供は欠かせません。

各種記録等の保管期間

調剤済み処方箋、調剤録、薬歴以外の各種記録なども保存期間が定められています。主な各種記録などの保存期間を、調剤済み処方箋などと合わせて下の表に示しました。

●各種記録などの保存期間と関連法規

記録等	保存期間	関連法規
医薬品の譲受、譲渡に関する記録(薬局医薬品、要指導医薬品、第1類医薬品の販売)	2年	薬機法施行規則第14条
医薬品の譲受、譲渡に関する記録(第2類医薬品、第3類医薬品の販売)	努力義務	薬機法施行規則第14条
処方箋医薬品の販売、授与に関する帳簿	2年(最終の記載の日から)	薬機法第49条
麻薬の譲渡証、譲受証	2年	麻薬及び向精神薬取締法第32条
麻薬帳簿	2年(最終の記載の日から)	麻薬及び向精神薬取締法第38条
覚醒剤原料の譲渡証、譲受証	2年	覚醒剤取締法第30条
調剤済み処方箋(麻薬処方箋を含む)	3年(調剤済みとなってから)	薬剤師法第27条
調剤録	3年(最終の記入の日から)	薬剤師法第28条
薬歴	3年(最終の記入の日から)	厚生労働省通知
薬局の管理に関する帳簿	3年(最終の記載の日から)	薬機法施行規則第13条
医薬品の譲受、譲渡に関する記録(薬局開設者等への販売)	3年	薬機法施行規則第14条
毒物、劇物の譲渡手続きに関する書類	5年	毒物及び劇物取締法第14条
自立支援、生活保護、結核、小児慢性特定疾病、難病医療に係る調剤録や関係書類	5年	生活保護法指定医療機関医療担当規定 等

column 証憑の保存期間

証憑とは、取引における真実性や正当性を証明する書類のことで、**請求書**や**納品書**、**契約書**などが該当します。証憑には所定の保存期間があり、法人と個人で保存期間が異なるものもあります。薬局でよく取り扱う証憑には、医薬品卸からの医薬品の納品書などがあります。これらを受け取った際にはきちんと保存しましょう。

以下、法人と個人の証憑の保存期間について解説します（詳細については勤め先の顧問税理士さんなどに必ず確認してください）。

○法人の保存期間

法人は、証憑（請求書、納品書、契約書など）を基本的に**7年間**保存する必要があります。これは法人税法に基づいており、保存期間のスタートは確定申告の提出期限の翌日からです。

一方、会社法では、「会計帳簿及びその事業に関する重要な資料」について保存期間は10年間と定められているため、法人の場合は証憑を**10年間**保存しておく方が安心でしょう。

○個人事業主の保存期間

青色申告を行っている個人事業主の場合、帳簿書類や決算書類、現金預金の取引に関する証憑は**7年間**保存する必要があります。一方、その他の証憑（納品書や見積書など）は**5年間**の保存が必要です。

☆2023年10月1日より施行されたインボイス制度により、適格請求書の適用要件を満たした証憑は、法人・個人事業主にかかわらず**7年間**の保存義務があります。

薬の保管ってどうすればいい？

薬の保管方法に疑問を持ったことはありませんか？　実は、医薬品の保存条件には「温度」「湿度」「光」の3つの要素が重要です。

● **温度**：医薬品を保存する際の温度管理はとても重要です。一般的に次表に示す基準があります。

保存条件	温度	説明
常温	15〜25℃	一般的に使用される保存条件
室温	1〜30℃	多くの錠剤やカプセルがこの条件で保存可能
冷所	1〜15℃	坐薬、一部の点眼薬など（※凍結を避ける）
冷蔵	2〜8℃	インスリン自己注射など（※凍結を避ける）

● **湿度**：湿度が高いと、薬剤が劣化することがあります。特に粉末や顆粒、口腔内崩壊錠(OD錠)は湿気に弱いので要注意。乾燥剤とともに保管するなどで湿気から守ることができます。

● **光**：「薬を窓辺に置いていたら、色が変わってしまった！」なんて、経験はありませんか？　直射日光や強い光にさらされると、薬剤が変質する可能性があります。目薬などには、遮光保存が必要なものもあります。暗所で保管する、遮光袋に入れる、などで光が当たらないようにしましょう。

第 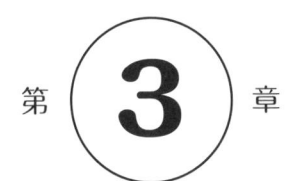 章

医療保険の基礎知識

レセプトを扱うため、調剤事務員にとって
医療保険の知識は必須です。ここでは、医
療保険の基礎を確認しましょう。

3.1 医療保険の基礎知識

日本では、国民皆保険制度によって、原則すべての国民が公的医療保険に加入します。ここでは、国民皆保険制度の概要を確認し、公的医療保険の被用者保険（職域保険）、国民健康保険（地域保健）、後期高齢者医療制度の内容を見ていきましょう。

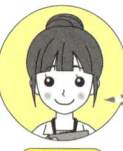

新人

保険の種類って、本当にたくさんありますね。

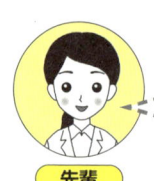

先輩

そうね。日本では保険を使って医療を受けるのが原則だから、調剤事務員は医療保険の仕組みを理解する必要があります。

● 国民皆保険制度

国民皆保険制度とは、病気やケガをしたときの高額な医療費の負担を軽減するために、原則すべての国民が何らかの公的医療保険に加入しなければならない制度です。公的医療保険には、**被用者保険（健康保険、共済組合、船員保険）、国民健康保険、後期高齢者医療制度**があります。日本の国民皆保険制度の特徴は、以下の4点です。

①国民全員を公的医療保険で保障
②医療機関を自由に選べる（フリーアクセス）
③安い医療費で高度な医療
④社会保険方式を基本としつつ、皆保険を維持するために公費を投入

公的医療保険を利用した保険診療の流れは、下図のとおりです。

●保険診療の流れ

　保険診療では、まず被保険者が保険料を支払い保険証の交付を受けます（**図の①**）。その後、患者（被保険者）は保健医療機関などで保険証を提示して診療を受け、一部負担金を支払います（**図の②**）。保険医療機関は、1カ月分まとめたレセプトを作成し請求します（**図の③**）。審査等を経て診療報酬が支払われます（**図の⑥**）。

●保険診療の流れ

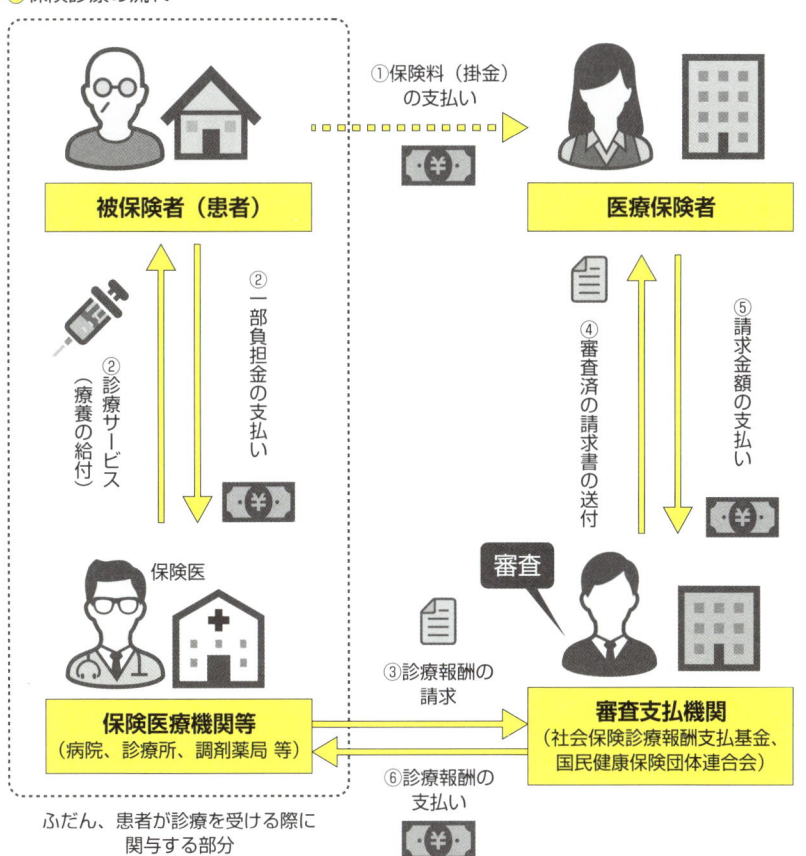

● マイナ保険証

　マイナ保険証とは、医療機関や薬局の顔認証付きカードリーダーなどで健康保険証として利用登録したマイナンバーカードのことです。マイナ保険証は、患者さんの健康・医療情報に基づくより良い医療の提供が可能になることや、緊急時に活用できるなどのメリットがあり、医療DXを進める上での基盤となります。

● マイナ保険証（マイナンバーカード表面）

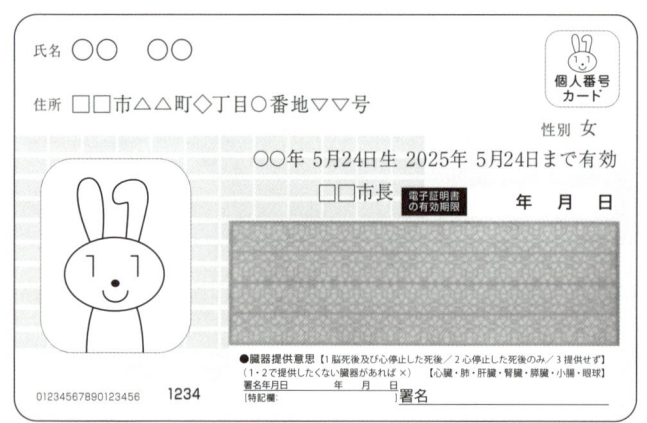

● マイナ保険証（マイナンバーカード裏面）

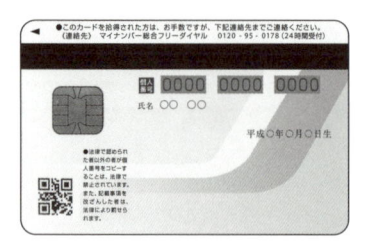

● マイナ保険証のカードリーダー

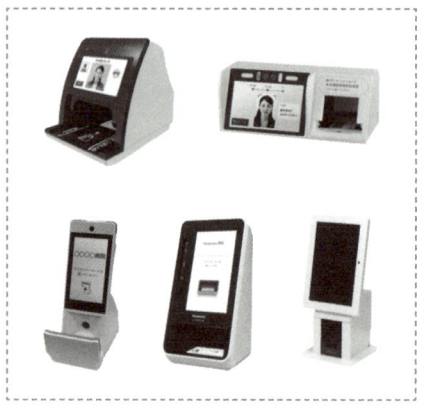

● マイナ保険証への移行

マイナ保険証を基本とする仕組みに移行したため、2024（令和6）年12月2日以降は従来の健康保険証の新規発行は行われなくなりました。ただし、同年12月2日から最長1年間（後期高齢者医療制度加入者の方は2025〈令和7〉年7月31日まで）は、従来の健康保険証も使用可能です。

なお、マイナ保険証を保有していない人には、従来の健康保険証の有効期限内に「**資格確認書**」が無償・無申請で交付されることになっています。「資格確認書」を提示することで保険診療を受けることが可能です。

● 資格確認書の交付スケジュールと現行の健康保険証の利用可能期間

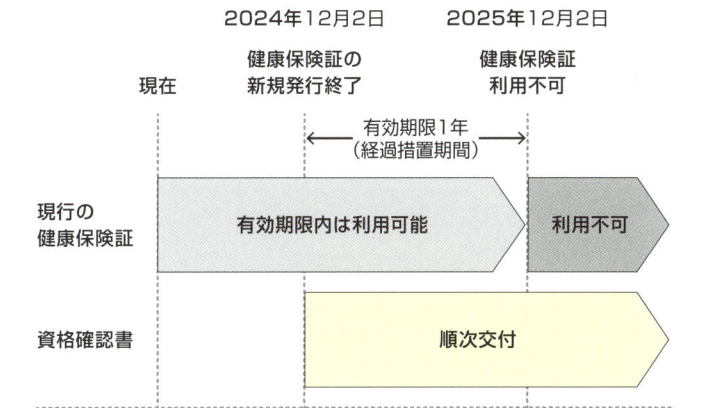

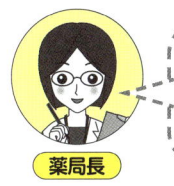

政府は、医療のデジタル化を推進しています。マイナ保険証への移行はその一環です。

薬局長

● 資格確認書の例

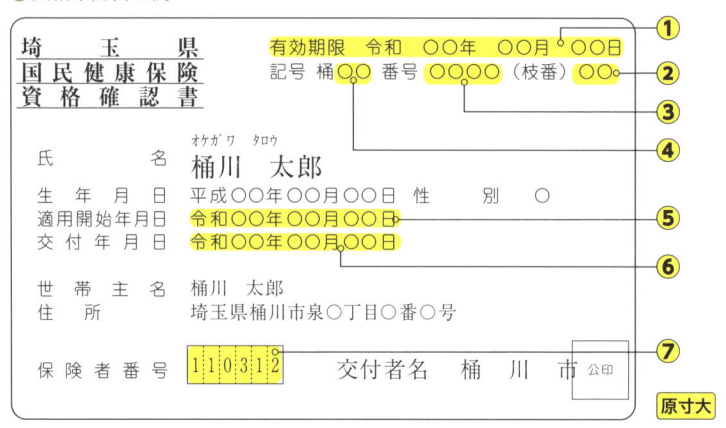

埼　玉　県 国 民 健 康 保 険 資 格 確 認 書	有効期限　令和　○○年　○○月　○○日　① 記号 桶○○　番号 ○○○○（枝番）○○　②③④

氏　　　　名　　オケガワ　タロウ
　　　　　　　桶川　太郎
生 年 月 日　平成○○年○○月○○日　性　　別　○
適用開始年月日　令和○○年○○月○○日　⑤
交 付 年 月 日　令和○○年○○月○○日　⑥

世 帯 主 名　桶川　太郎
住　　　所　埼玉県桶川市泉○丁目○番○号

保 険 者 番 号　1 1 0 3 1 2　交付者名　桶　川　市　公印　⑦

原寸大

チェックポイント

① 資格確認書がいつまで有効なのか
② 被保険者ごとの世帯内で番号がふられる
③ 被保険者ごとの番号
④ 加入している保険団体ごとの記号
⑤ 資格確認書がいつから有効なのか
⑥ 資格確認書が交付された日
⑦ 加入している保険団体(市区町村)ごとの番号

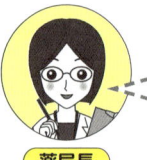

薬局長

保険者番号のルールは後述します(➡p.113参照)。

●被用者保険

被用者保険は、企業に雇用されている人とその扶養家族が加入する医療保険で、**社会保険**や**職域保険**ともいいます。雇用されている本人を「**本人（被保険者）**」、扶養家族を「**家族（被扶養者）**」といいます。

●被用者保険の保険証の例

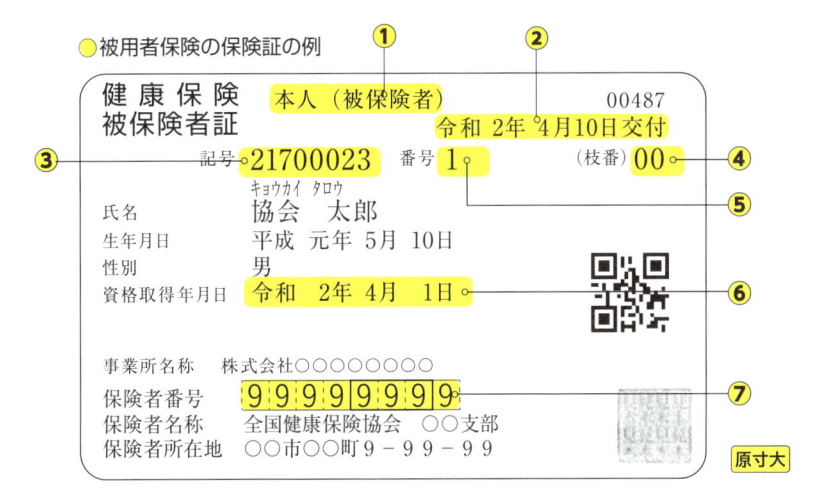

チェックポイント

① 働いている人：本人（被保険者）／
   扶養を受けている人：家族（被扶養者）
② 保険証の交付年月日
③ 勤務している会社、支店、部署ごとの記号
④ 被保険者ごとの世帯内で番号がふられる
⑤ 被保険者ごとの番号
⑥ 保険証がいつから有効なのか
⑦ 加入している保険団体の番号（社保は8桁）

●国民健康保険

国民健康保険は、被用者保険と後期高齢者医療制度に加入していないすべての住民が対象で、都道府県と市区町村が保険者となる「**一般国保**」と、業種ごとに組織された国民健康保険組合が保険者となる「**組合国保**」があります。

一般国保は、自営業者などが加入し、加入者全員が本人（被保険者）となります。組合国保は、建設国保、医師国保、薬剤師国保などがあり、働いている人は本人（被保険者）、扶養されている人は家族（被扶養者）となります。

●国民健康保険の保険証の例

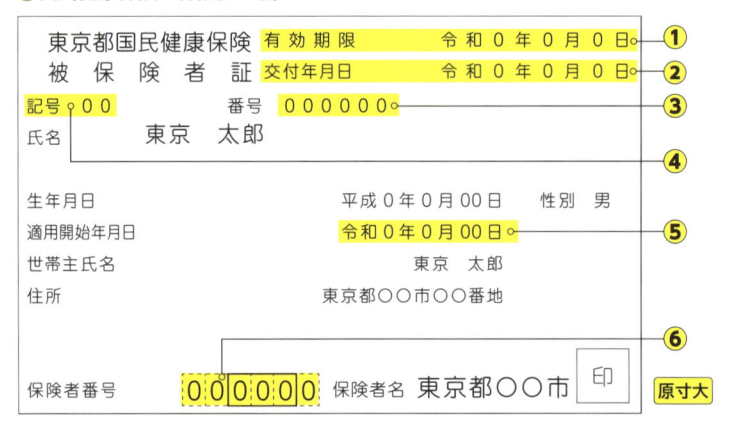

チェックポイント

① 保険証がいつまで有効なのか
② 保険証が交付された日
③ 被保険者ごとの番号
④ 加入している保険団体（市区町村）ごとの記号
⑤ 保険証がいつから有効なのか
⑥ 加入している保険団体（市区町村）ごとの番号
　（国保は原則6桁）

●国民健康保険高齢受給者証

　国民健康保険高齢受給者証は、70歳から74歳の被保険者に1人1枚交付されます。有効期間は、70歳の誕生月の翌月1日（1日生まれの方は当月1日）から、**後期高齢者医療制度**に移行する日（75歳の誕生日）の前日までです。新たに対象となる方には、70歳の誕生月（1日生まれの方は前月）の下旬に高齢受給者証が世帯主あてに郵送されるため、届出の必要はありません。

　医療費の自己負担割合は、前年の所得および収入によって「3割（現役並み）」「2割（一般、住民税非課税）」となります。

●国民健康保険高齢受給者証（東京都の例）

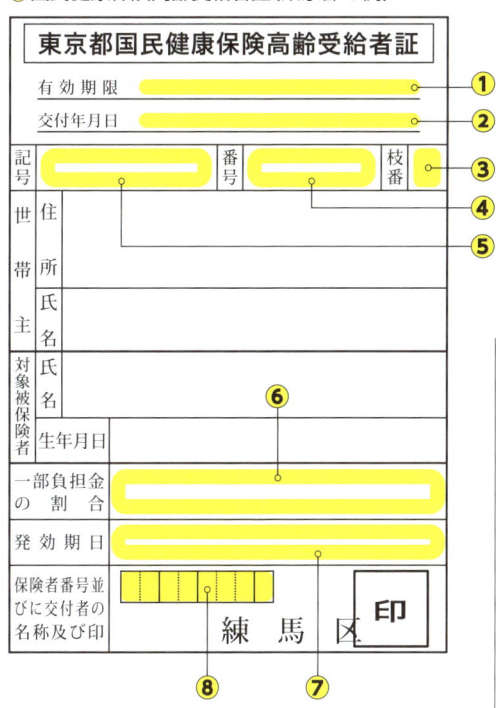

チェックポイント

① 受給者証がいつまで有効なのか

② 受給者証が交付された日

③ 被保険者ごとの世帯内で番号がふられる

④ 被保険者ごとの番号

⑤ 加入している保険団体（市区町村）ごとの記号

⑥ 被保険者ごとの一部負担金の割合

⑦ 受給者証がいつから有効なのか

⑧ 加入している保険団体（市区町村）ごとの番号

●後期高齢者医療制度

75歳の誕生日を迎えた人は自動的に**後期高齢者医療制度**の加入者となります。また、65歳以上75歳未満の人で一定の障害がある人も、認定を受ければ加入でき、加入者全員が本人(被保険者)となります。窓口負担割合は原則1割ですが、一定以上の所得がある方は2割負担、現役並みの所得がある方は3割負担となります。

●後期高齢者医療制度の保険証の例

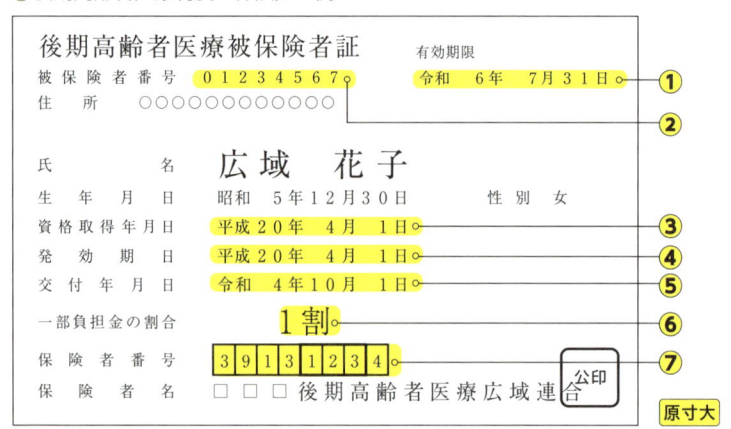

チェックポイント

① 保険証がいつまで有効なのか
② 被保険者ごとの番号
③ 保険者に加入した日
④ 保険証がいつから有効なのか
⑤ 保険証が交付された日
⑥ 被保険者ごとの一部負担金の割合
⑦ 加入している保険団体(広域連合)ごとの番号

●後期高齢者の自己負担限度額

　後期高齢者で、住民税非課税世帯の方は「**後期高齢者限度額適用・標準負担額減額認定証**」、現役並み所得者のうち、区分が現役Ⅰまたは現役Ⅱに該当する方は「**後期高齢者限度額適用認定証**」が発行されます。この認定証を医療機関の窓口で提示すると、その医療機関で自己負担限度額以上の支払いをする必要がなくなります。

　薬局側では、認定証に記載されている「区分」をレセコンに登録することで、区分に応じた1カ月の自己負担限度額を設定できます。

　また、医療機関受診時にマイナ保険証を利用し「限度額情報の表示」に同意することにより、「限度額適用・標準負担額減額認定証」などを医療機関の窓口で提示しなくても、その医療機関で自己負担限度額以上の支払いをする必要がなくなります。

●後期高齢者限度額適用・標準負担額減額認定証（例）

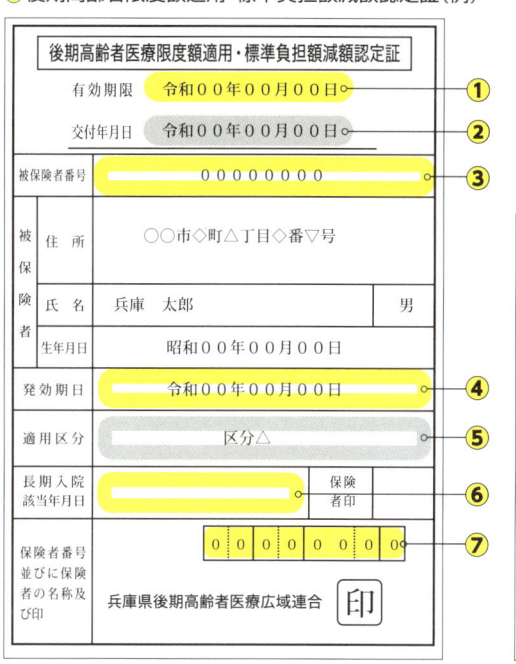

チェックポイント

① 認定証がいつまで有効なのか
② 認定証が交付された日
③ 被保険者ごとの番号
④ 認定証がいつから有効なのか
⑤ 自己負担割合の区分（所得によって変わる）
⑥ 長期入院に該当する場合の年月日
⑦ 加入している保険団体（市区町村）ごとの番号

● 後期高齢者限度額適用認定証（例）

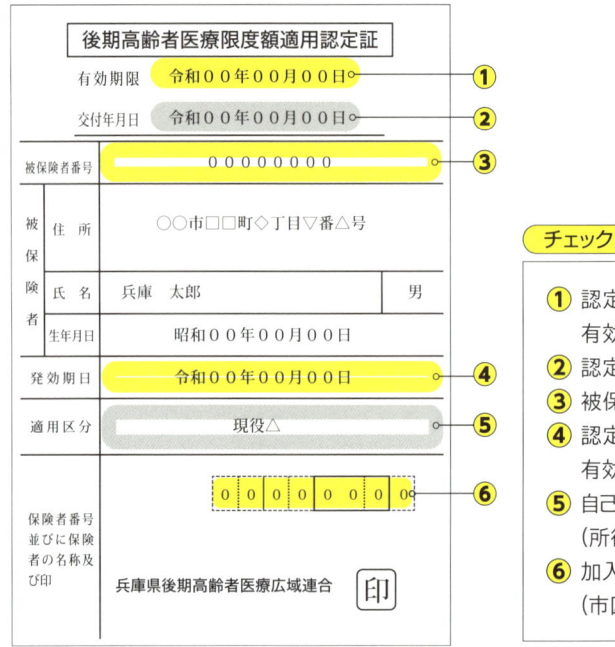

後期高齢者医療限度額適用認定証

有効期限	令和００年００月００日	①
交付年月日	令和００年００月００日	②
被保険者番号	００００００００	③

被保険者	住　所	○○市□□町◇丁目▽番△号	
	氏　名	兵庫　太郎	男
	生年月日	昭和００年００月００日	

発効期日	令和００年００月００日	④
適用区分	現役△	⑤
保険者番号並びに保険者の名称及び印	０ ０ ０ ０ ０ ０ ０ ０	⑥
	兵庫県後期高齢者医療広域連合　　印	

チェックポイント

① 認定証がいつまで有効なのか
② 認定証が交付された日
③ 被保険者ごとの番号
④ 認定証がいつから有効なのか
⑤ 自己負担割合の区分（所得によって変わる）
⑥ 加入している保険団体（市区町村）ごとの番号

Point

- ●後期高齢者限度額適用・標準負担額減額認定証
  - ➡後期高齢者で住民税非課税世帯の場合。
- ●後期高齢者限度額適用認定証
  - ➡後期高齢者で現役並みの所得者のうち、現役Ⅰまたは現役Ⅱに該当する場合。

Hint

現役並み所得者

高齢者であっても現役世代と同等の所得があると見なされる人を指します。課税所得などに応じて3区分に分けられます（現役並み所得者Ⅰ～Ⅲ）。

●保険者番号の構成

　加入している保険者ごとに決められた「**保険者番号**」という識別番号があり、被用者保険と後期高齢者医療制度では8桁、国民健康保険では6桁の数字で構成されています。被用者保険と後期高齢者医療制度には、2桁の法別番号があり、国民健康保険には法別番号はありません。

　被用者保険・国民健康保険・後期高齢者医療制度の保険者番号の構成、法別番号の種類、都道府県番号の表を以下に示します。

●保険者番号の構成

	法別番号	都道府県番号	保険者番号 （市区町村番号）	検証番号
被用者保険 後期高齢者医療制度	○○ 2桁	○○ 2桁	○○○ 3桁	○ 1桁
国民健康保険	なし	□□ 2桁	□□□ 3桁	□ 1桁

●法別番号の種類

法別番号	名称	加入対象者
01	全国健康保険協会管掌健康保険 （協会けんぽ）	中小企業で働く人とその家族
02	船員保険	船員や乗組員などとその家族
03・04	日雇特例被保険者の保険 （日雇保険）	日雇い労働者とその家族
06	組合管掌健康保険	大企業で働く人とその家族
07	防衛省職員給与法による自衛官 等の療養の給付	自衛官や防衛大学校の学生など
31	国家公務員共済組合	国家公務員とその家族
32	地方公務員等共済組合	地方公務員とその家族
33	警察共済組合	警察官や警察署の職員とその家族

（次ページに続く）

34	公立学校共済組合 日本私立学校振興・共済事業団	公立学校、私立学校の教職員と その家族
39	後期高齢者医療制度	75歳以上の人、65歳以上75歳未満 で一定の障害がある人

● 都道府県番号

都道府県名	コード	都道府県名	コード	都道府県名	コード
北海道	01	石川	17	岡山	33
青森	02	福井	18	広島	34
岩手	03	山梨	19	山口	35
宮城	04	長野	20	徳島	36
秋田	05	岐阜	21	香川	37
山形	06	静岡	22	愛媛	38
福島	07	愛知	23	高知	39
茨城	08	三重	24	福岡	40
栃木	09	滋賀	25	佐賀	41
群馬	10	京都	26	長崎	42
埼玉	11	大阪	27	熊本	43
千葉	12	兵庫	28	大分	44
東京	13	奈良	29	宮崎	45
神奈川	14	和歌山	30	鹿児島	46
新潟	15	鳥取	31	沖縄	47
富山	16	島根	32		

医療保険以外の医療保障制度

医療保険のほかにも、国や市区町村などが保障する様々な医療保障制度があります。

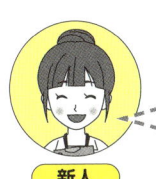

新人

保険もひととおり覚えたので、これで大丈夫ですよね！

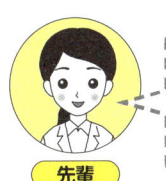

先輩

そうだといいんだけど…。実は医療保険以外に、介護保険制度や公費負担医療制度、労災保険制度なども知っておく必要があるわよ。

●介護保険制度

介護保険制度は、介護が必要な人に、介護や介護予防にかかる費用の一部を給付することで、介護にかかる負担を軽減するための制度です。保険者は全国の市区町村で、40歳になると自動的に加入することになり、同時に介護保険料を支払うことになります。

介護保険の被保険者は**第1号被保険者**と**第2号被保険者**に分けられ、病気や加齢などによって介護が必要だと認定されることで、介護サービスを受けられるようになります。

●第1号被保険者、第2号被保険者

	対象者	受給要件	負担割合
第1号 被保険者	65歳以上の人	・要介護状態 　(寝たきり、認知症などで 　介護が必要な状態) ・要支援状態 　(日常生活に支援が必要 　な状態)	所得に応じて1割 または2割
第2号 被保険者	40歳以上65 歳未満で、医 療保険加入者	要介護状態、要支援状態が 特定疾病(末期がん、関節リ ウマチなど)に起因する場合 に限定	所得にかかわらず 1割

●公費負担医療制度

　公費負担医療制度は、難病など特定の病気を持つ人、生活保護受給者といった社会的に保護が必要な人の医療費の全額または一部を、国や地方自治体の公費で負担する制度です。公費負担医療制度の目的は、次に示す5つに大きく分けることができます。保険薬局で取り扱うことのある公費負担医療については後述します(➡ p.134参照)。

●公費負担医療制度の目的

- ●障害者等の福祉
- ●社会的弱者の救済
- ●難病・慢性疾患の治療研究と助成
- ●戦争への国家補償や健康被害への救済
- ●公衆衛生の向上

●労災保険制度

　労災保険制度は、業務中や通勤途中に発生した病気やケガ、さらに障害が残った場合や死亡した場合に対して、本人や家族に保険給付が行われる制度です。また、休業中の補償も行われます。労災保険制度では、業務中に起きた災害を「**業務災害**」、通勤中や業務中の移動時などに起きた災害を「**通勤災害**」といいます。

　労災保険は、事前に申請して「**労災保険指定薬局**」の指定を受けている薬局で取り扱うことができ、労災保険の給付を受ける場合には医療保険は利用できません。労災保険指定薬局の指定を受けていない薬局では、患者さんに10割を負担してもらい、患者さん自身または家族が労働基準監督署に保険給付（療養の費用の給付）の請求を行います。

　療養の給付を請求する場合、患者さんは「**療養補償給付及び複数事業労働者療養給付たる療養の給付請求書**」（様式第5号、➡p.118〜121参照）または「**療養給付たる療養の給付請求書**」（様式第16号の3、➡p.122〜125参照）に必要事項を記入します。作成した書類は、療養を受けている指定医療機関を経由するか、患者さん自身で所轄の労働基準監督署に提出します。

　労災保険には後述する療養（補償）給付、アフターケア制度、傷病（補償）年金、公務員労災等の種類があります（➡p.126参照）。

- **介護保険制度**：介護や介護予防にかかる費用の一部を給付する制度。
- **公費負担医療制度**：難病患者や生活保護受給者など、社会的支援を必要とする人の医療費の全額または一部を、公費で負担する制度。
- **労災保険制度**：業務中や通勤中に発生した病気やケガ、さらに障害が残ったり死亡に至った場合に保険給付が行われる制度。

●療養補償給付及び複数事業労働者療養の給付請求書（様式第5号・表面）

様式第5号（表面）　労働者災害補償保険
複数事業労働者療養給付
療養補償給付及び複数事業労働者療養の給付請求書

標準字体で記入してください。

標準字体
｜アイウエオカキクケコサシスセソタチツテトナニヌネノハヒフヘホマミムメモヤユヨラリルレロワン

※帳票種別 ３４５７０

裏面に記載してある注意
事項をよく読んだ上で、
記入してください。

※印の欄は記入しないでください。

（あ）どのような場所で（い）どのような作業をしているときに（う）どのような物又はどのような環境に（え）どのような不安全な又は有害な状態があって（お）どのような災害が発生したかを（か）⑦と初診日が異なる場合はその理由を詳細に記入すること。

④災害の原因及び発生状況

㉒傷病の部位及び状態

㉕⑩及び⑪に記載したとおりであることを証明します。

事業の名称

事業場の所在地

事業主の氏名
（法人その他の団体であるときはその名称及び代表者の氏名）

（注意）事業主の証明は、㉒の者について、㉓及び㉔の事項が労働者の所属する事業場の名称・所在地
　　　　①労働者の所属事業場の名称・所在地については、労働者が直接所属する事業場が一括適用の取扱いを受けている場合に、労働者の所属する支店、工事現場等を記載してください。なお、派遣労働者について、派遣先事業主は派遣先の事業場の名称・所在地を記載してください。

上記により療養補償給付又は複数事業労働者療養の給付を請求します。

労働基準監督署長　殿

請求人の　住所
　　　　　氏名

病院
診療所
薬局
訪問看護事業者

118

① 事故発生または発病の年月日および
時刻を正確に記入してください。

② 災害発生の事実を確認した人の
職名と氏名を記入します。

③ 職種はなるべく具体的に、作業内容が
わかるように記入してください。

④ どのような場所で／どのような作業をしているときに／どのような物
または環境に／どのような不安全または有害な状態があって／どのよ
うな災害が発生したかをわかりやすく記入してください。負傷または
発病年月日と初診日が異なる場合は、その理由も記入してください。

⑤ 薬局提出用の場合は、薬局の名称、所在地を記載してください。

⑥ 事業主の証明が必要です。支店長などが事業主の代理人として
選任されている場合、当該支店長などの証明を受けてください。

⑦ 直接所属している事業場が上欄の事業場と異なる（一括適用の
取扱いをしている支店、工場、工事現場など）場合に記入します。

⑧ 直接所属している事業場を管轄している労働基準監督署名を
記入します。

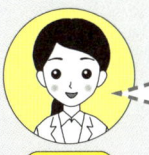

先輩

労災の場合は健康保険ではなくこの書類を使っ
て請求します。様式の確認と原本の取り扱いに
注意しましょう。

様式第5号（裏面）

㉒その他就業先の有無		
有 無	有の場合のその数 （ただし表面の事業場を含まない） 社	有の場合でいずれかの事業で特別加入している場合の特別加入状況 （ただし表面の事業を含まない） 労働保険事務組合又は特別加入団体の名称

労働保険番号（特別加入）	加入年月日			
		年	月	日

［項目記入にあたっての注意事項］

1　記入すべき事項のない欄又は記入枠は空欄のままとし、事項を選択する場合には該当事項を〇で囲んでください。（ただし、⑧欄並びに⑨及び⑩欄の元号については、該当番号を記入枠に記入してください。）

2　⑱は、災害発生の事実を確認した者（確認した者が多数のときは最初に発見した者）を記載してください。

3　傷病補償年金又は複数事業労働者傷病年金の受給権者が当該傷病に係る療養の給付を請求する場合には、⑤労働保険番号欄に左詰めで年金証書番号を記入してください。また、⑨及び⑩は記入しないでください。

4　複数事業労働者療養給付の請求は、療養補償給付の支給決定がなされた場合、遡って請求されなかったものとみなされます。

5　㉒「その他就業先の有無」欄の記載がない場合又は複数就業していない場合は、複数事業労働者療養給付の請求はないものとして取り扱います。

6　疾病に係る請求の場合、脳・心臓疾患、精神障害及びその他二以上の事業の業務を要因とすることが明らかな疾病以外は、療養補償給付のみで請求されることとなります。

⑨ 複数の事業場で就業している場合は、「有」に〇をつけ、事業場数を記入してください。

⑩ 複数の事業場で就業している場合で、かつ特別加入している場合に記入してください。

［その他の注意事項］

　この用紙は、機械によって読取りを行いますので汚したり、穴をあけたり、必要以上に強く折り曲げたり、のりづけしたりしないでください。

派遣先事業主 証明欄	派遣元事業主が証明する事項（表面の⑩、⑰及び⑲）の記載内容について事実と相違ないことを証明します。	
	年　月　日	事業の名称　　　　　　　　　　電話（　　）　－ 事業場の所在地　　　　　〒　－ 事業主の氏名
		（法人その他の団体であるときはその名称及び代表者の氏名）

社会保険 労務士 記載欄	作成年月日・提出代行者・事務代理者の表示	氏　名	電話番号
			（　　）　－

⑪ 派遣労働者の方で、療養（補償）等給付のみの請求である場合には、派遣先事業主から、派遣元事業主が証明する事項の記載内容が事実と相違ないことの証明を受けてください。

病院への問い合わせ

Advice 門前薬局☆で調剤事務員として働いていた頃、労災や自賠責に関する手続きの進行状況は病院が把握していることが多く、迷ったときは病院に問い合わせるのが有効でした。請求先について「どの会社の誰に連絡すればよいか」といった情報を教えてもらうことができました。病院との関係性を築いておくことが大切だと感じます。

column 調剤事務員になってよかったこと

調剤事務員になってよかったことは、たくさんあります。

まず、薬について詳しくなれたことです。新しい薬が登場すると、すぐに情報が入り、ニュースよりも早く知ることができます。また、職場には薬剤師がいるため、薬の飲み合わせや副作用、ジェネリックの違いなど、疑問があればその場で相談できる環境が整っています。

意外だったのは、処方箋に関する理解が深まったことです。以前は「処方箋に書かれている内容は絶対」と思っていました。しかし、実際には処方箋も間違っていることがあり、疑義照会を通じて処方内容を変更できることを知りました。最初は驚きましたが、この仕組みを理解することで、医療の現場をより深く知ることができました。

さらに、医療制度についても詳しくなりました。保険の仕組みや自己負担額、特定の疾患に対する助成制度など、日々の業務を通じて知識が増えていきます。そのおかげで、親戚や友人から医療に関する相談を受けることも増え、「こういう制度があるよ」とアドバイスできます。やりがいのある仕事だと思います。

☆**門前薬局** 主に近接の病院の処方箋を扱う薬局。

● 療養給付たる療養の給付請求書（様式第16号の3 表面）

様式第16号の3（表面）　労働者災害補償保険

通勤災害用　療養給付たる療養の給付請求書

| ※帳票種別 | 3 | 4 | 5 | 9 | 0 |

122

① 事故の発生日または発病の日を
正確に記入してください。

② 職種はなるべく具体的に、作業内容がわかる
ように記入してください。

③ 事業主の証明が必要です。支店長などが事業主の
代理人として選任されている場合、当該支店長な
どの証明を受けてください。

④ 直接所属している事業場が上欄の事業場と異なる（一括適用の
取扱いをしている支店、工場、工事現場など）場合に記入します。

⑤ 直接所属している事業場を管轄している
労働基準監督署名を記入します。

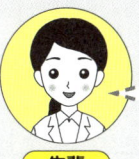

先輩

あまり頻繁に受け付けるものではないので、慣
れないうちは必ず他のスタッフにも声をかけて、
ダブルチェックしましょう。

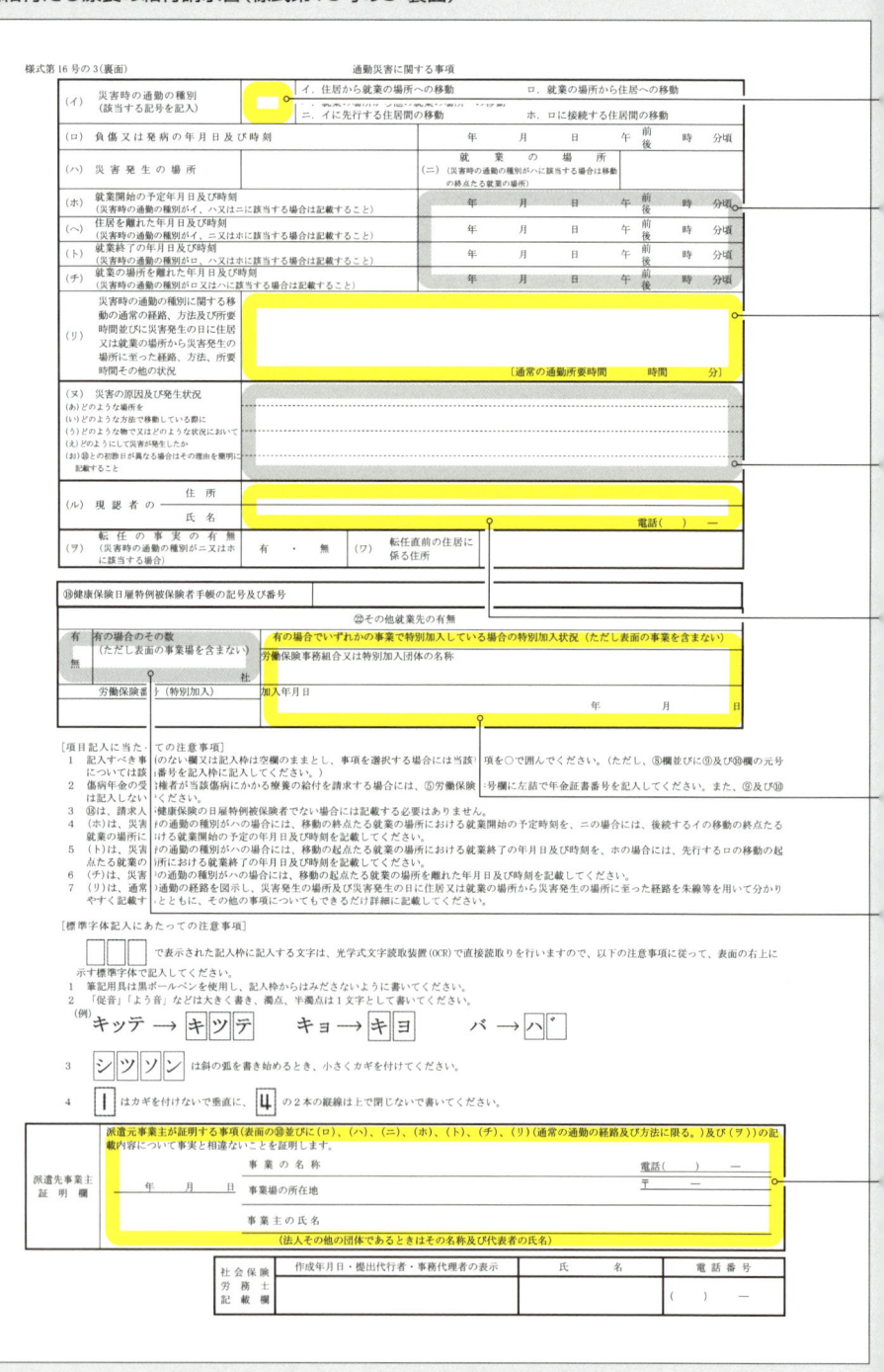

⑥災害時の通勤の種別について、該当する
記号を記入します。

⑦通勤の種別により、記入項目が異なります。

⑧災害時の通勤の種別に関する移動の通常の通勤経路、方法、所要時間と、災害
発生の日に住居または就業の場所から災害発生の場所に至った経路、方法、
所要時間をわかりやすく記入してください。なお、地図を貼付してそれに書き
入れることや、適宜別紙に記載して併せて提出することも可能です。

⑨どのような場所で、どのような状態で、どのようにして災害が発生
したかを、わかりやすく記入します。負傷または発病の年月日と初
診日が異なる場合は、その理由も記入します。

⑩災害発生の事実を確認した方の氏名を記入してください。
該当者がいない場合は、災害発生の報告を受けた事業場の
方の職名、氏名を記入します。

⑪複数の事業場で就業している場合で、かつ特別加入している場
合に記入します。

⑫複数の事業場で就業している場合は、「有」に〇をつけ、
事業場数を記入します。

⑬派遣労働者の方で、療養(補償)等給付のみの請求である場合には、
派遣先事業主から、派遣元事業主が証明する事項の記載内容が事
実と相違ないことの証明を受けます。

●療養(補償)給付

　労働者が業務中または通勤中に病気にかかった際や負傷した際に療養が必要な場合に支給されます。労災指定病院や労災指定医療機関、労災指定薬局などにおいて、無料で治療を受けたり薬剤を受け取ったりすることができ、傷病が治癒(症状固定)するまで続きます。

●アフターケア制度

　アフターケア制度とは、労災保険による療養給付を受けていた人が、治療が終わったあとも再発や後遺症の発症を防ぐために、一定期間、労災指定医療機関などでの診察や治療、投薬などを無料で受けることができる制度です。アフターケア制度の対象となるケガや病気は約20種類あり、患者さん自身が所管の都道府県労働局に申請し、申請が認められることによって利用可能となります。

●傷病(補償)年金

　傷病年金は、療養給付が開始されてから1年6カ月が経過しても負傷や傷病が治らず、一定の身体障害が残った場合に支給されます。支給要件に該当した場合には、引き続き治療や投薬を無料で受けられるだけでなく、傷病(補償)年金や傷病特別支援金(一時金)、傷病特別年金などの支給を受けることができます。

●公務員労災

　上記の労災保険は一般企業に勤務している人を対象とするものです。公務員の方は「**公務員労災**」という制度を利用します。補償内容はほとんど同じですが、レセプト請求先や請求する用紙(様式)が異なるため、注意が必要です。

●自賠責保険制度

自賠責保険は、**自動車損害賠償保障法**に基づき、交通事故によるケガなどで医療機関を受診した場合に医療費を補償する保険です。すべての自動車の所有者に加入義務があり、違反した場合には罰則があります。

薬局では、自賠責保険を利用する患者さんが来られた場合、以下のような対応をとることが一般的で、レセプト請求のほとんどは保険会社に直接行います。

●薬局における自賠責保険の対応

❶自賠責保険の保険会社の確認がとれるまでは、自費というかたちで患者さんに調剤に関する費用の全額を請求して支払ってもらいます。

❷保険会社の確認がとれた時点から患者負担は0割となるため、患者さんに支払ってもらった費用を返金します。

Advice 保険会社に、必要書類の郵送を依頼します。保険会社へ費用請求するときの請求費用の割合は薬局によって異なります(保険請求額の200%や120%など)。また、別途請求する明細書料の請求額(1,000〜2,000円程度)も薬局によって異なります。

●自費処方箋

処方箋に保険情報がまったく記載されていないものを、一般的に「**自費処方箋**」といいます。自費処方箋は、医療保険が適用されない自由診療や自費診療によって発行され、患者さんは全額を自己負担します。自費処方箋が発行されるのは、主に以下のケースです。

①保険証を忘れてしまった、または保険証の切り替え中

　保険証を忘れた場合や、転職・退職などで保険証の切り替え手続き中の場合、自費処方箋を受け付けた時点では患者さんに全額を自己負担していただきます。その後、保険証が確認できた場合には、保険適用に変更して自己負担の差額を返金する場合もあります。

②保険適用外の処方

　医療保険が適用となる**医療用医薬品**は、国が定めた薬価基準に収載されているもののみであり、それ以外は医療保険が適用されません。そのため、薬価基準未収載の医薬品（一般的に「自費薬」と呼ぶ）は自費処方箋により処方されることになります。自費薬には、AGA（男性型脱毛症）治療薬、ED（勃起不全・勃起障害）治療薬、避妊薬、ワクチンなどがあります。

③労災や自賠責を使用する予定

　労災や自賠責を使用する場合には、処方箋に保険情報は記載されません。処方箋の備考欄などに「労災」「自賠責」と記載する医療機関もありますが、記載がない場合には患者さんに確認する必要があります。

④処方薬を紛失してしまった

　処方薬（薬局で受け取った薬）を紛失した場合、自然災害などのやむを得ない理由がある場合を除いて、再処方された処方箋は自費処方箋となり、費用は全額自己負担となります。

⑤保険未加入

　日本では国民皆保険制度があるため、原則すべての国民が何らかの公的医療保険に加入します。しかし、まれに保険未加入の方もいます。保険未加入の場合は自費処方箋が発行され、全額自己負担となります。

●高額療養費制度

高額療養費制度とは、医療費の家計負担が重くなりすぎないように、医療機関や薬局で支払った医療費（入院時の食費や差額ベッド代などを除く）が、1カ月（1日から末日まで）で上限額を超えた場合、その超えた額を支給する制度です。上限額は、公的医療保険加入者の年齢や所得に応じて定められており、条件を満たすことで負担をさらに軽減する仕組みもあります。

患者さん自身が、加入している公的医療保険（健康保険組合、協会けんぽなど）に申請書を提出することで、支給が受けられます。なお、マイナ保険証を利用している場合は自動的に負担額が表示されるため、申請書手続きは不要です。

> **Trivia**
>
> ### 高額療養費制度は定期的に見直される
>
> 限られた財源の中で高額療養費制度を維持するため、定期的に見直しが行われています。2024年11月には、厚生労働省が新たな見直し案を提示し、所得に応じたよりきめ細かい負担額の設計が検討されています。特に、自己負担限度額の引き上げや、年齢ではなく負担能力を基準とする方向性が議論の焦点です。今後も制度変更の可能性があるため、最新の情報を定期的に確認しておくことが重要です。

●医療費助成制度

医療費助成制度は、特定の疾患や障害、福祉が必要な人に対して、国の公費負担医療制度とは別に、地方自治体が医療費の一部または全額を補助する制度です。

様々な医療費助成制度がありますが、ここでは、薬局で取り扱うことの多いものを確認します。

乳幼児医療費助成制度／義務教育就学医療費助成制度

　子育て世帯の経済的負担を軽減し、必要とする医療を受けやすくするために、子どもにかかる医療費の自己負担額の一部または全部を地方自治体が助成する制度です。未就学児は乳幼児医療費助成制度、小・中学生は義務教育就学医療費助成制度の対象となります。自治体によって支給方法（現物給付、償還払い）や対象年齢が異なるので、勤務先の薬局がある自治体の状況を確認しておきましょう。

○医療証の例

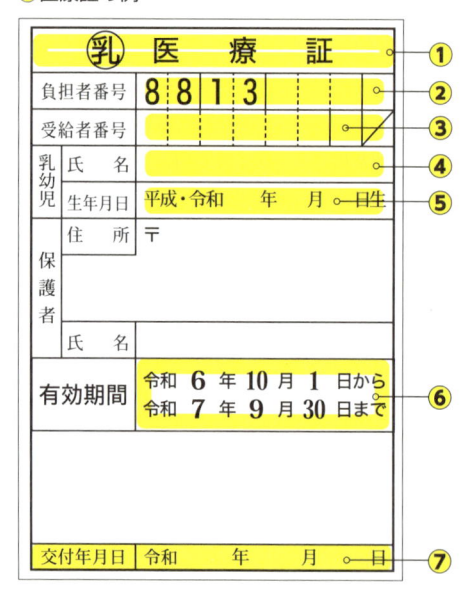

チェックポイント

① 乳幼児医療マーク、小中学生では㊥になる
② 公費負担者ごとの番号
③ 公費受給者ごとの番号
④ 公費受給者(未就学児／小・中学生)の氏名
⑤ 公費受給者(未就学児／小・中学生)の生年月日
⑥ 医療証がいつからいつまで有効なのか
⑦ 医療証の交付年月日

●ひとり親家庭等医療費助成制度

　ひとり親家庭の親と子どもたちの医療費の一部または全部を助成する制度です。この制度は、地方自治体ごとに実施されており、具体的な助成内容や条件は自治体によって異なります。助成期間は、多くの場合、子どもが成人するまで(18歳まで)となります。助成を受けるにあたって所得制限が設けられている場合があり、家庭の収入が一定以上であると助成を受けられないことがあります。

●医療証の例

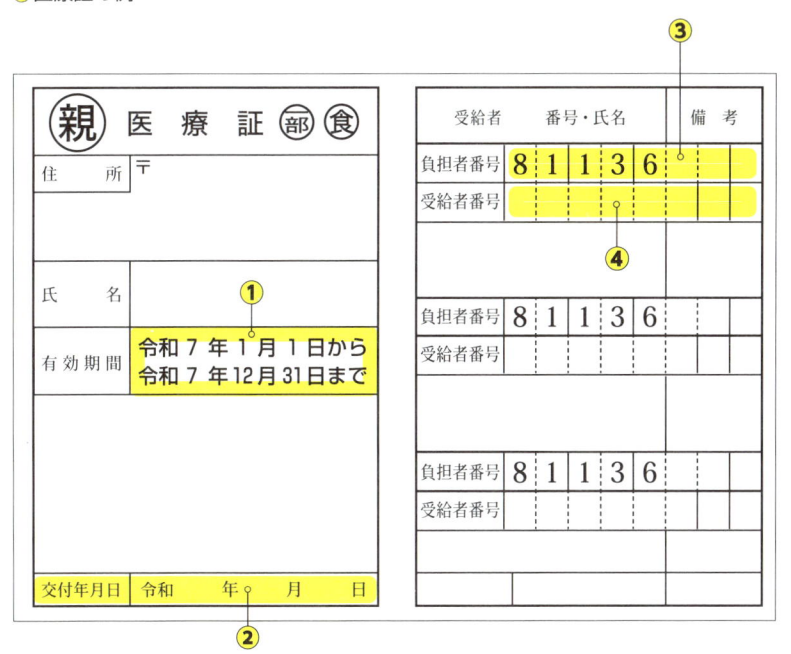

●重度心身障害者医療費助成制度

　重度の心身障害を持つ方々の医療費の自己負担額を助成する制度です。身体障害者手帳や療育手帳を所持する、一定以上の障害等級に該当する人などが助成の対象となります。地方自治体によって実施されており、内容や適用条件は自治体ごとに異なります。

● 医療証の例

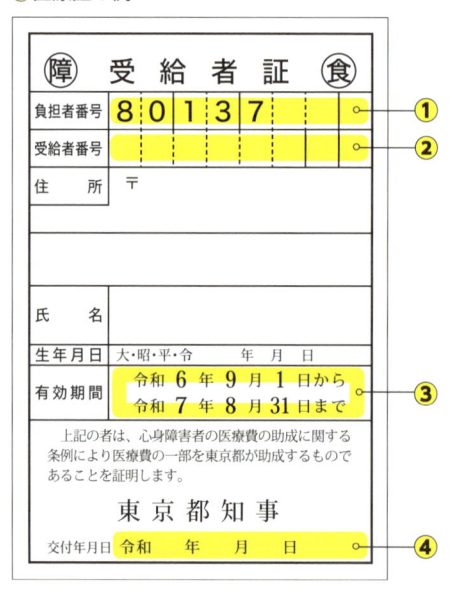

- **高額療養費制度**：医療機関や薬局の窓口で支払った医療費（入院時の食費や差額ベッド代などを除く）が、1カ月（1日から末日まで）で上限額を超えた場合、超えた額を支給する制度
- **乳幼児医療費助成制度／義務教育就学医療費助成制度**：子どもにかかる医療費の自己負担額の一部または全部を地方自治体が助成する制度
- **ひとり親家庭等医療費助成制度**：ひとり親家庭の親と子どもたちの医療費の一部または全部を助成する制度
- **重度心身障害者医療費助成制度**：重度の心身障害を持つ方の医療費の自己負担額の一部または全部を助成する制度（身体障害者手帳や療育手帳を所持する、一定以上の障害等級の該当者などが助成の対象）

医療費助成制度の様々なケース

各自治体で行っている医療費助成制度は、**その自治体以外の医療機関や薬局では適用されないため、患者さんは自己負担分を窓口で支払う必要があります。**

医療費助成制度の医療証を忘れてしまった場合や、医療証がまだ手元に届いていない場合にも、患者さんは自己負担分を窓口で支払う必要があります。そのような場合には、後日、患者さんが自治体に申請をすることによって、自己負担分を還付してもらうことができます。

また、医療費助成制度が適用されない地域の医療機関を受診して発行された処方箋を、医療費助成制度が適用される地域の薬局で受け付ける場合には、医療証の確認ができれば医療費助成制度を適用します。

公費負担医療制度

公費負担医療制度とは、病気の種類や患者さんの境遇に応じて、医療費の一部または全部を国や地方自治体が負担する制度です。薬局で取り扱うことの多い主な公費負担医療制度を見ていきましょう。

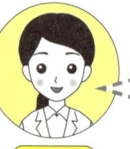

先輩

公費負担医療制度には、たくさんの種類があります。

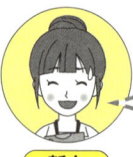

新人

覚えられるかな…。

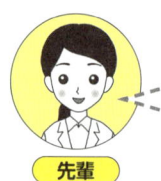

先輩

大丈夫！　ここでは、薬局で扱うことが多いものに絞って説明しますね。

●公費の種類

　公費には、次ページの表に示す種類があります。たくさんありますが、薬局でかかわることが多いものは法別番号12、15、16、21、52、54です。**法別番号**とは、公費負担医療制度の種類や法律の根拠を区別するための番号です。

区分		法別番号
戦傷病者特別援護法による	○療養の給付(法第10条関係)	13
	○更生医療(法第20条関連)	14
原子爆弾被爆者に対する援護に関する法律による	○認定疾病医療(法第10条関係)	18
感染症の予防及び感染症の患者に対する医療に関する法律による	○新感染症の患者の入院(法第37条関係)	29
心神喪失等の状態で重大な他害行為を行った者の医療及び観察等に関する法律による医療の実施に係る医療の給付(法第81条関係)		30
感染症の予防及び感染症の患者に対する医療に関する法律による	○結核患者の適正医療(法第37条の2関係)〔感37の2〕	10
	○結核患者の入院(法第37条関係)〔結核入院〕	11
精神保健及び精神障碍者福祉に関する法律による	○措置入院(法第29条関係)〔精29〕	20
障害者自立支援法による	○精神通院医療(法第5条関係)〔精神通院〕	21※
	○更生医療(法第5条関係)	15※
	○育成医療(法第5条関係)	16※
	○療養介護医療(法第70条関係)及び基準該当療養介護医療(法第71条関係)	24
麻薬及び向精神薬取締法による入院措置(法第58条の8関係)		22
感染症の予防及び感染症の患者に対する医療に関する法律による	○一類感染症等の患者の入院(法第37条関係)〔感染症入院〕	28
児童福祉法による	○療育の給付(法第20条関係)	17
	○障害児施設医療(法第24条の20関係)	79
原子爆弾被爆者に対する援護に関する法律による	○一般疾病医療費(法第18条関係)	19
母子保健法による養育医療(法第20条関係)		23
児童福祉法による小児慢性特定疾患治療研究事業に係る医療の給付(法第21条の5関係)		52※
特定医療(指定難病)		54※
特定疾患治療費、先天性血液凝固因子障害等治療費、水俣病総合対策費の国庫補助による療養費及び研究治療費、茨城県神栖町における有機ヒ素化合物による環境汚染及び健康被害に係る緊急措置事業要綱による医療費及びメチル水銀の健康影響による治療研究費		51
肝炎治療特別促進事業に係る医療の給付		38
児童福祉法の措置等に係る医療の給付		53
石綿による健康被害の救済に関する法律による医療費の支給(法第4条関係)		66
特定B型肝炎特別措置法による	○定期検査及び母子感染症防止医療費の支給(法12条1項、13条1項)	62
中国残留邦人等の円滑な帰国の促進及び永住帰国後の自立の支援に関する法律第14条第4項に規定する医療支援給付(中国残留邦人等の円滑な帰国の促進及び永住帰国後の自立の支援に関する法律の一部を改正する法律附則第4条第2項において準用する場合を含む。)		25
生活保護法による医療扶助(法第15条関係)〔生保〕		12※

〔 〕内は制度の略称、※は薬局で扱うことが多いもの

3

医療保険の基礎知識

公費負担医療制度

Hint 優先順位は表のとおりです。2つ以上の公費の併用がある場合は、順位が高い方を第1公費、順位が低い方を第2公費とします。

●医療扶助：法別番号 12

医療扶助は、**生活保護**の8種類の扶助のうちの1つで、病気やけがの治療のために医療機関などにかかるための費用を国が援助する制度です。

生活保護受給者が薬局で調剤を受ける際には、調剤券という資格確認書類が必要です。

●法別番号12

法律名	生活保護法
実施主体	都道府県、市・特別区、福祉事務所を設置する町・村
対象者	生活保護を受けている人
担当医療機関	都道府県知事の指定を受けた医療機関 ※6年ごとの更新が必要
負担割合	医療保険やその他の公費負担を優先し、残りの自己負担分に対して生活保護の医療扶助が適用される ※生活保護単独の場合は全額生活保護の医療扶助の対象

生活保護と生活保護法の理念

Hint 生活保護法は、日本国憲法第25条で定める「すべて国民は、健康で文化的な最低限度の生活を営む権利を有する」という「生存権」の理念に基づいた法律です。国が生活に困窮するすべての国民に対し、その困窮の程度に応じた必要な保護を行い、最低限の生活を保障し、その自立を手助けすることを目的としています。

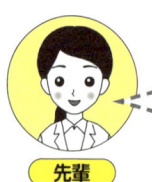

先輩

生活保護の8種類の扶助は、生活扶助、教育扶助、住宅扶助、医療扶助、介護扶助、出産扶助、生業扶助、葬祭扶助です。

●調剤券の例

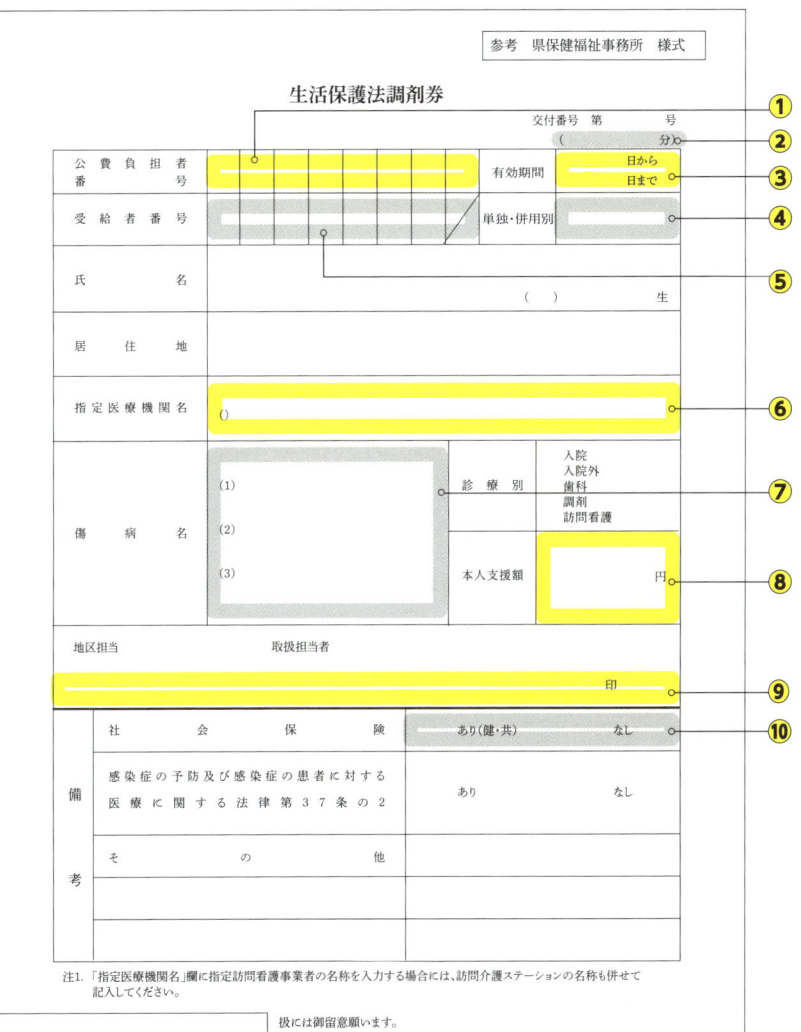

参考　県保健福祉事務所　様式

生活保護法調剤券

交付番号　第　　号　①
（　　　　分）②

公 費 負 担 者 番 号		有効期間	日から 日まで ③
受 給 者 番 号		単独・併用別	④
氏　　　　名		（　）　生	
居　住　地			
指 定 医 療 機 関 名 （）			⑥

⑤

| 傷　病　名 | (1) (2) (3) | 診 療 別 | 入院 入院外 歯科 調剤 訪問看護 ⑦ |
| | | 本人支援額 | 円 ⑧ |

| 地区担当 | 取扱担当者 | | |
| | | 印 ⑨ | |

備 考	社　　会　　保　　険	あり（健・共）　　なし ⑩
	感染症の予防及び感染症の患者に対する医療に関する法律第37条の2	あり　　　なし
	そ　　　の　　　他	

注1.「指定医療機関名」欄に指定訪問看護事業者の名称を入力する場合には、訪問介護ステーションの名称も併せて記入してください。

扱には御留意願います。

チェックポイント

① 生活保護負担者ごとの番号
② 何月分の調剤券か
③ 調剤券の有効期間
④ 生活保護単独か併用か
⑤ 生活保護受給者ごとの番号

⑥ 指定医療機関の名称
⑦ 傷病名
⑧ 本人の支払額
⑨ 担当する福祉事務所と担当者の情報
⑩ 社会保険の有無など

●自立支援医療（更生医療／育成医療／精神通院医療）：法別番号 15 ／ 16 ／ 21

　自立支援医療制度は、心身の障害を除去・軽減するための医療について、医療費の自己負担額を軽減する公費負担医療制度です。

●自立支援医療（更生医療）：法別番号15

法律名	障害者総合支援法
実施主体	市区町村
対象者	身体障害者福祉法に基づき身体障害者手帳の交付を受けた者で、その障害を除去・軽減する手術などの治療により確実に効果が期待できる者（18歳以上）
担当医療機関	指定自立支援医療機関（育成医療・更生医療）の指定を受けた医療機関（6年ごとの更新が必要）
負担割合	医療保険を優先的に適用し、医療費の原則1割が自己負担

●自立支援医療（育成医療）：法別番号16

法律名	障害者総合支援法
実施主体	市区町村
対象者	身体に障害を有する児童で、その障害を除去・軽減する手術などの治療により確実に効果が期待できる者（18歳未満）
担当医療機関	指定自立支援医療機関（育成医療・更生医療）の指定を受けた医療機関（6年ごとの更新が必要）
負担割合	医療保険を優先的に適用し、医療費の原則1割が自己負担

●自立支援医療（精神通院医療）：法別番号21

法律名	障害者総合支援法
実施主体	都道府県・指定都市
対象者	統合失調症、精神作用物質による急性中毒、その他の精神疾患（てんかんを含む）を有する人で、通院による精神医療が継続的に必要な病状の人
担当医療機関	指定自立支援医療機関（精神通院医療）の指定を受けた医療機関（6年ごとの更新が必要）

負担割合	医療保険を優先的に適用し、**医療費の原則1割が自己負担** (1割の自己負担額が過大なものとならないよう、世帯の所得に応じて、1カ月当たりの自己負担額に上限が設定されている。ただし、「医療費の1割」と記載がある場合には月の上限額はなく、常に1割負担)

> **Advice** 自立支援医療(精神通院医療)では、医療受給者証に記載された薬局を利用する場合でも、受給者証に記載された医療機関以外の処方箋は公費負担の対象とはなりません。

⚪︎ 受給者証の例

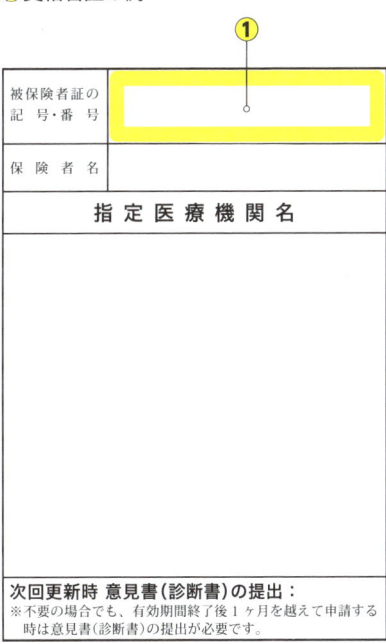

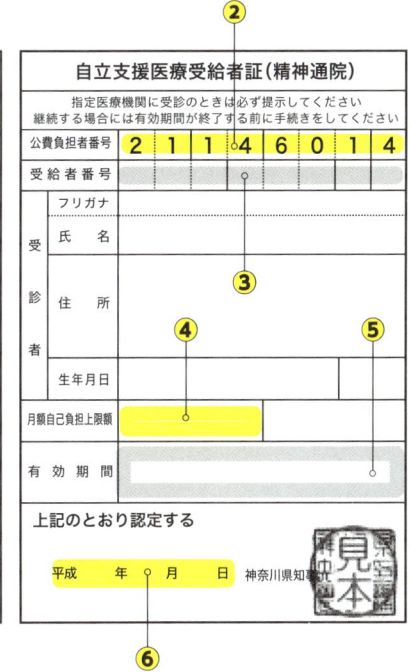

次回更新時 意見書(診断書)の提出：
※不要の場合でも、有効期間終了後 1 ヶ月を越えて申請する時は意見書(診断書)の提出が必要です。

チェックポイント

① 被保険者証の記号と番号　　④ 1カ月の自己負担の上限額
② 公費負担者の番号　　　　　⑤ 受給者証の有効期間
③ 公費受給者の番号　　　　　⑥ 認定年月日

● 小児慢性特定疾病に関する助成：法別番号 52

　小児慢性特定疾病にかかっている児童などについて、児童の健全育成の観点から、患児家庭の医療費の負担軽減を図るため、その医療費の自己負担分の一部を助成する制度です。

● 法別番号52

法律名	児童福祉法
実施主体	都道府県、指定都市、中核市及び児童相談所設置市
対象者	18歳未満の児童 (18歳になった時点で本制度の対象となっていて、かつ、18歳になったあとも引き続き治療が必要であると認められる場合には、20歳未満の者を含む)
対象疾患	①悪性新生物　②慢性腎疾患　③慢性呼吸器疾患　④慢性心疾患　⑤内分泌疾患　⑥膠原病（こうげんびょう）　⑦糖尿病　⑧先天性代謝異常　⑨血液疾患　⑩免疫疾患　⑪神経・筋疾患　⑫慢性消化器疾患　⑬染色体又は遺伝子に変化を伴う症候群　⑭皮膚疾患　⑮骨系統疾患　⑯脈管系疾患
担当医療機関	指定医療機関
負担割合	未就学児：医療保険8割、自己負担分2割 未就学児以外：医療保険7割、公費1割、自己負担分2割 (所得状況[区市町村民税の課税状況など]によって、月ごとの自己負担には上限が設定されており、その月の自己負担累積額[複数の医療機関、薬局での自己負担額を合算]が自己負担上限額に達した場合、それ以降の自己負担はなくなる)

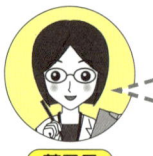

薬局長

対象疾病は2025（令和7）年4月1日から13疾病が追加され、全体で801疾病になりました。

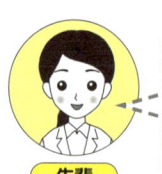

先輩

未就学児の場合、自己負担分の2割は乳幼児医療費助成制度（➡p.130参照）で支払われますね。最終的な窓口負担金はありません。

小児慢性特定疾病医療受給者証

公費負担者番号	5	2	1	3	8	0	1	3
受給者番号	1	2	3	4	5	6	7	

受診者	氏　名	東京　花子			性別	女
	住　所	東京都新宿区西新宿二丁目8番1号				
	生年月日	平成26年　5月30日				

保護者	氏　名	東京　太郎		続柄	
	住　所	東京都新宿区西新宿二丁目8番1号			

病名	J001　　　　　慢性腎疾患015		
保険者番号	12345678	適用区分	ウ
有効期間	令和2年4月1日から令和3年3月31日まで		

月額自己負担上限額	5,000円	入院時食事療養費自己負担	1／2

自己負担上限額特例	高額長期		重症認定		人工呼吸器等		同一世帯	

指定医療機関	全国の小児慢性特定疾病指定医療機関
認定条件	

上記のとおり認定します。
　　　　令和○年○月○日
　　　　　　　　東

チェックポイント

① 公費負担者の番号
② 公費受給者の番号
③ 認定疾病の疾病コード・病名
④ 保険者の番号
⑤ 適用区分（高額療養費の算定基準に係るもの）
⑥ 受給者証がいつからいつまで有効なのか
⑦ 入院時食事療養費自己負担
⑧ 1カ月の自己負担の上限額

3

医療保険の基礎知識

141

● 特定医療（指定難病）：法別番号 54

　発病の原因が明らかでなく、治療方法が確立していない希少な疾病で、長期にわたる療養が必要となる疾病のうち、国が指定する疾病（指定難病）にかかっている方の医療費の負担軽減を図るため、その医療費の自己負担分の一部を助成する制度です。

● 法別番号54

法律名	難病の患者に対する医療等に関する法律
実施主体	都道府県
対象者	指定難病の対象となる348疾病に該当すると診断された人
対象疾患	国が指定する348疾病（潰瘍性大腸炎、重症筋無力症、メープルシロップ尿症など）
担当医療機関	都道府県知事が指定した医療機関
負担割合	**医療費の自己負担割合が3割の人 ➡ 2割に減額（もともとの自己負担割合が1割または2割の方は変更なし）** （所得状況［区市町村民税の課税状況など］によって、月ごとの自己負担上限額が設定されており、その月の自己負担累積額［複数の医療機関、薬局での自己負担額を合算］が自己負担上限額に達した場合、それ以降の自己負担はなくなる）

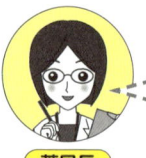

薬局長

対象疾病は2025（令和7）年4月1日から7疾病が追加され、全体で348疾病になりました。

チェックポイント

① 公費負担者の番号　② 公費受給者の番号　③ 被保険者証の記号と番号
④ 適用区分（高額療養費の算定基準に係るもの）　⑤ 指定難病の病名
⑥ 指定医療機関の名称・住所（「54」公費に関しては指定医療機関の記載がされていない医療機関でも適用可となった）
⑦ 1カ月の自己負担の上限額
⑧ 階層区分（公費受給者の月ごとの自己負担上限額を示すもの）

●受給者証の例

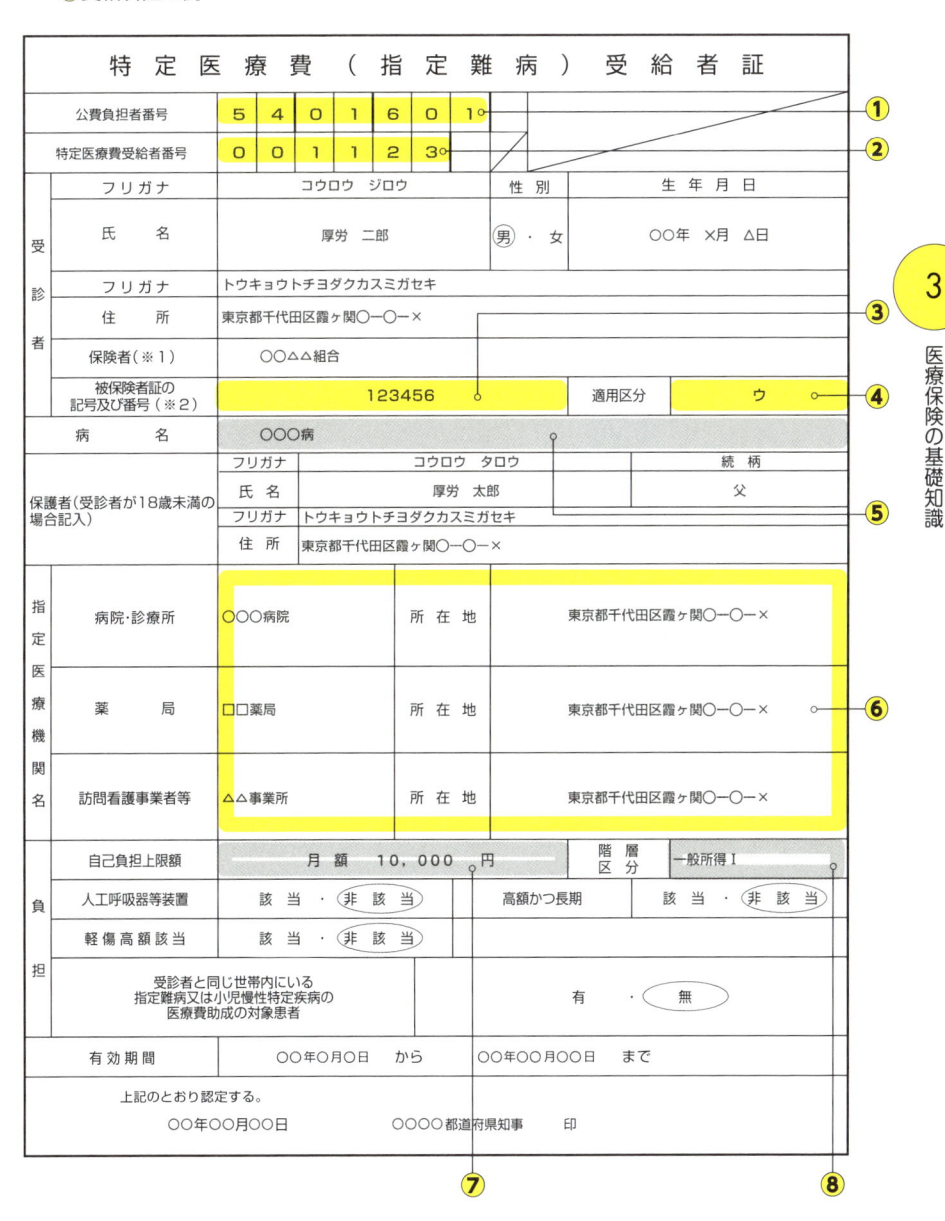

特定医療費（指定難病）受給者証

| 公費負担者番号 | 5 4 0 1 6 0 1 | | ① |
| 特定医療費受給者番号 | 0 0 1 1 2 3 | | ② |

受診者	フリガナ	コウロウ　ジロウ	性別	生年月日	
	氏名	厚労 二郎	男・女	○○年 ×月 △日	
	フリガナ	トウキョウトチヨダクカスミガセキ			
	住所	東京都千代田区霞ヶ関○ー○ー×			③
	保険者（※1）	○○△△組合			
	被保険者証の記号及び番号（※2）	123456	適用区分	ウ	④

| 病名 | ○○○病 | |

保護者（受診者が18歳未満の場合記入）	フリガナ	コウロウ　タロウ	続柄	
	氏名	厚労 太郎	父	
	フリガナ	トウキョウトチヨダクカスミガセキ		⑤
	住所	東京都千代田区霞ヶ関○ー○ー×		

指定医療機関名	病院・診療所	○○○病院	所在地	東京都千代田区霞ヶ関○ー○ー×	
	薬局	□□薬局	所在地	東京都千代田区霞ヶ関○ー○ー×	⑥
	訪問看護事業者等	△△事業所	所在地	東京都千代田区霞ヶ関○ー○ー×	

負担	自己負担上限額	月額　10,000　円	階層区分	一般所得Ⅰ	
	人工呼吸器等装置	該当・非該当	高額かつ長期	該当・非該当	
	軽傷高額該当	該当・非該当			
	受診者と同じ世帯内にいる指定難病又は小児慢性特定疾患の医療費助成の対象患者		有・無		

| 有効期間 | ○○年○月○日　から | ○○年○○月○○日　まで |

上記のとおり認定する。
　　○○年○○月○○日　　　○○○○都道府県知事　印

⑦　　　　⑧

※番号の解説は前ページ

3

医療保険の基礎知識

Advice

処方箋は「公費」か「公費でないか」で分かれる!?

公費があるからといってすべての医療や処方薬が公費負担になる
わけではありません。公費の対象となる医療や薬剤があります。
公費対象の薬剤と公費対象外の薬剤が同時に処方される場合の
多くは、「公費適用処方箋」と「公費適用外処方箋」にわけて処方さ
れます。また、公費対象の薬剤と公費対象外の薬剤が1枚の処方箋
に記載されている場合には、公費対象の薬剤に（公費内）、公費対
象外の薬剤に（公費外）と記載されていることもあります。まれに、
公費適用処方箋の中に特に指示がなく公費対象外の薬剤が記載
されてくるケースもあるので、その際には疑義照会が必要です。

column　　診療報酬改定は国からのメッセージ

　調診療報酬は、2年に一度見直され
ます（薬局が関わるのは診療報酬のう
ち調剤部分）。保険診療や保険調剤に
対して医療機関に支払われる報酬は
細かく決められています。このため、
医療現場にとって診療報酬改定は最
大の関心事の一つです。では、なぜ2
年ごとにわざわざ手間をかけてまで
改定が行われるのでしょうか。

　実は診療報酬改定からは、国の意図
や方針が読み取れるのです。例えば、
2024年4月の改定では「医療DX推
進体制整備加算」が新設されました
（➡p.241参照）。これはマイナ保険
証や電子カルテ、電子処方箋などの導
入を進める薬局・医療機関への加算で
す。つまり、この改定から国が医療
DXを進めたいと考えていることがわ
かります。

●自己負担上限額管理票

自己負担上限額管理票とは、特定医療(指定難病)などの公費を受給している患者さんが、月ごとの自己負担額を管理するための書類です。患者さんが複数の指定医療機関(保険薬局も含む)で受けた医療サービスの自己負担額を、それぞれの医療機関が自己負担上限額管理票に記録します。自己負担上限額は、患者さんごとの収入や治療状況に応じて設定されます。

自己負担上限額管理票は、自己負担上限額設定がある公費を受給している患者さんにだけ発行されます。自己負担上限額管理票が発行される公費の法別番号と区分には次のものなどがあります。

> 54：特定医療(指定難病)
> 15：自立支援医療(更生医療)
> 16：自立支援医療(育成医療)
> 21：自立支援医療(精神通院医療)
> 52：小児慢性特定疾病医療

第2公費で自己負担がゼロなら
自己負担上限額管理表は記載不要？

第1公費では自己負担が発生し、第2公費では自己負担がゼロの場合があります。そのような場合でも公費を管轄しているところが異なるため、必ず自己負担上限額管理表に記載しましょう。

● 自己負担上限額管理票の書き方の例

特 定 医 療 費 (指 定 難 病)

令和 ○ 年 8 月分　自己負担上限額管理票

受診者名	調剤　太郎	受給者番号	012345

月間自己負担上限額　　　10,000　　　円

日付	指定医療機関名	医療費総額（10割分）	自己負担額	自己負担の累積額（月額）	確認者
8月 1日	A 病院	15,000円	3,000円	3,000円	病院
8月 1日	B 薬局	10,000円	2,000円	5,000円	薬局
8月10日	A 病院	20,000円	4,000円	9,000円	病院
8月21日	A 病院	15,000円	1,000円	10,000円	病院
8月21日	B 薬局	10,000円			

③　①　②

上記のとおり、当月の自己負担上限額に達しました。

日付	指定医療機関名	確認者
8月21日	A 病院	病院

④

※自己負担上限額に達した後も、引き続き「医療費総額（10割分）」については記載いただくようお願いします。

チェックポイント

① 自己負担額は3,000円だが1,000円で自己負担上限額に達するので「1,000円」と記入　　② 自己負担上限額を記入

③ 自己負担上限額に達したあとも医療費総額（10割分）は記入

④ 自己負担の累積額が自己負担上限額に達した医療機関や薬局が記入

第 **4** 章

受付業務とレセコン入力

ここでは、受付業務の流れからレセコンへ
の入力、調剤報酬の基礎知識までを確認
していきます。

4.1 受付業務

来局した患者さんと最初に接するのが受付業務です。薬局の第一印象につながるとても大切な業務です。

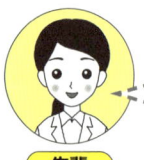
先輩

受付は、調剤事務員の主な業務の1つね。

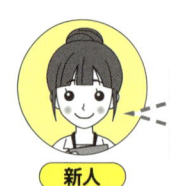
新人

薬局の第一印象にもつながるから、気を抜けないですね。

● 受付業務の流れ

　来局した患者さんの受付では、まずはじめに処方箋を受け取り、お薬手帳や保険証、医療証などをお預かりします。患者さんが薬局において保険証と医療証を提示することは義務ではありませんが、有効期限切れの場合などもあるため、月のはじめには確認させていただくのがよいでしょう。ただし、2024（令和6）年12月2日より、マイナンバーカードの利用を基本とした仕組み（マイナ保険証）へと移行されたため、**オンライン資格確認システム**でマイナ保険証を提示してもらいましょう。

　受け付けた処方箋については、まず薬剤師が、記載内容や処方内容に問題がないかどうかチェックする処方監査を行います。処方監査が終了したのちに、調剤事務員が処方箋内容をレセコンに入力します。

処方箋の有効期間は必ずチェックしよう！

処方箋受付の際に特に注意するポイントは、処方箋の**有効期間が過ぎていないか**という点です。処方箋の有効期間は、特に記載がない場合は交付日を含めて**4日間**です。1日でも過ぎた処方箋は無効なので、患者さんに処方箋の受付ができない旨を説明する必要があります。

| column | 薬局の窓口で患者さんの保険資格を確認する方法 |

患者さんの保健資格の確認は、2024（令和6）年12月より「マイナ保険証を基本をする仕組み」に移行しました。しかし、患者さんがマイナ保険証を所持していない場合や、何らかの事情でオンライン資格確認を行えない場合も考えられます。

薬局の窓口で患者さんの保健資格を確認する方法をまとめましたので、確認しておきましょう。

○薬局の窓口で患者さんの保険資格の確認をする方法

・マイナ保険証

オンライン資格確認端末を使用して確認

・マイナ保険証以外

❶「マイナンバーカード」＋「マイナポータルの医療保険の資格情報画面（PDF含む）」を確認

❷「マイナンバーカード」＋「資格情報のお知らせ」を確認

❸「健康保険証」を確認（最長2025〈令和7〉年12月1日までの取り扱い）

❹「資格確認証」を確認

❺【再来客の場合】過去の来局履歴から資格情報を確認し、患者さんに口頭で確認（❶～❹の資格確認ができないケース）

❻【新規来局の場合】患者さんに被保険者資格申立書を記入していただく（❶～❺の資格確認ができないケース）

●お薬手帳

お薬手帳は、医療機関から処方されて使用している薬の名前や用法・用量などの情報、薬局やドラッグストアで購入して使用しているOTC医薬品やサプリメントなどの情報、アレルギー歴や副作用のあった薬に関する情報を記録するための手帳です。お薬手帳を薬剤師が確認することによって、処方された薬と服用中の薬との飲み合わせや重複のチェックができます。

また、旅行先や災害時にお薬手帳があれば、服用している薬や薬の副作用、アレルギーについて医療従事者がすぐに把握できるため、適切な医療を受けることが可能となります。

●お薬手帳の表紙例

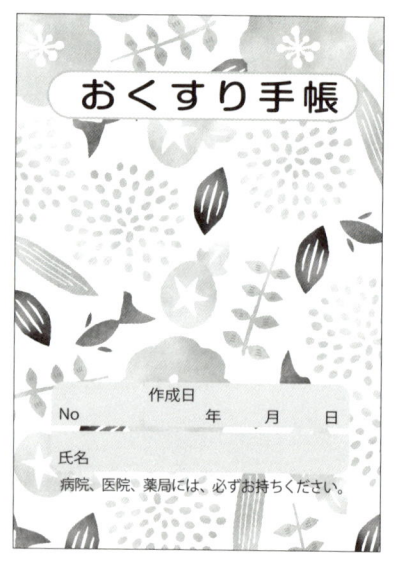

おくすり手帳

作成日
No　　　　　年　　月　　日
氏名
病院、医院、薬局には、必ずお持ちください。

● お薬手帳アプリ

最近では、スマートフォンのアプリで電子版のお薬手帳を利用している人も増えてきています。紙のお薬手帳を忘れがちな方でもスマートフォンを持っていればいいので、非常に便利です。また、待ち時間を短縮するための処方箋画像送信機能や、アラームによる飲み忘れ防止機能など、紙のお薬手帳にはない便利な機能が搭載されているアプリもあります。お薬手帳アプリでは、スマートフォンの画面を見せる、ワンタイムコードを発行して一時的に薬剤師の閲覧を許可する、などの方法で薬剤師に飲み合わせや副作用歴などを確認してもらいます。

お薬手帳アプリにデータを登録するときは、薬局からもらう帳票に掲載されているQRコードをスマートフォンのカメラ機能でスキャンするか、あるいは手入力をすることで、処方薬の情報がアプリ内に記録されます。

> **Advice**
> ### お薬手帳は「1冊」でないと意味は半減する
> 服用・使用しているすべての薬やサプリメントなどを一括で確認するためにも、「1冊」のお薬手帳で記録することが重要です。病院や薬局ごとに別々のお薬手帳を作っている人もいます。1冊にまとめることの意義を説明し、できるだけ1冊にまとめるように伝えましょう。

● 初回質問票

初めて来局された患者さんには、氏名、住所のほか、アレルギーや服用中の薬を確認するためにも、初回質問票への記入をお願いしましょう。

● 初回質問票の例

みどり薬局初回質問票

当薬局では薬を安全に有効に服用していただくために、薬歴簿を作り活用しています。
お手数をおかけいたしますが、以下の質問にお答えくださいますようお願いいたします。
なお、これらの情報は「個人情報保護法」に基づき適切に管理いたします。

記入日：令和　　年　　月

ふりがな			体重	k■
氏　名		（男・女）	身長	c■
生年月日	大正・昭和・平成・令和　　年　　月　　日生			
住　所	〒　　-		電話番号	

患者さんの
氏名・住所
などの情報

お薬手帳をお持ちですか？	はい（紙・電子お薬手帳） いいえ（持参忘れ・発行希望・不要）
ジェネリック医薬品を希望されますか？	はい・いいえ・説明を聞いてみたい

お薬手帳の
有無・ジェネリック
医薬品を希望
するか否か

薬の副作用が出たことがありますか？	ある	薬品名： 症状：	ない
薬以外のアレルギーはありますか？	ある	ハウスダスト・花粉・金属・アルコール・動物・食品（　　　　　　　　　） その他（　　　　　　　　　）	ない
現在、飲んでいる薬やサプリメントはありますか？	ある	薬品名や商品名：	ない
今までにかかった病気はありますか？	ある	高血圧・糖尿病・心臓病・ぜんそく・緑内障・胃十二指腸潰瘍・肝臓病・腎臓病・前立腺肥大・その他（　　　　　　　　　）	ない
現在、治療中の病気はありますか？	ある	高血圧・心疾患・脳梗塞・脂質異常症・糖尿病・肝臓病・腎臓病・緑内障・喘息・前立腺肥大・甲状腺疾患・胃十二指腸潰瘍・リウマチ・骨粗しょう症・その他（　　　　　　　　　）	ない
自身に当てはまる体質はありますか？	ある	便秘しやすい・下痢しやすい・胃が弱い・冷え性・かぶれやすい・眠れない・その他（　　　　　　）	ない
飲めない形の薬はありますか？	ある	粉薬・錠剤・カプセル・水薬・そのほか（　　　　　　　　　）	ない
よく口にする食物はありますか？	ある	牛乳・グレープフルーツ・納豆・カフェイン・乳製品・青汁	ない
喫煙習慣はありますか？	ある	1日　　本／　　年間	ない
飲酒習慣はありますか？	ある	週　　日／種類：　　　量：	ない
当てはまる業務内容はありますか？	ある	自動車（バイク）の運転・高所作業・機械操作・日光によく当たる・視力をよく使う	ない
★女性の方のみ		妊娠している（　　週目）・妊娠の可能性がある・授乳中	

患者さんの
アレルギーや
服用中の薬、
治療中の病気、
体質などの
情報

4.2 レセコン入力

レセコンへの入力は調剤事務員の重要な業務の1つです。第1章で簡単に紹介しましたが、ここではより詳しく説明していきます。

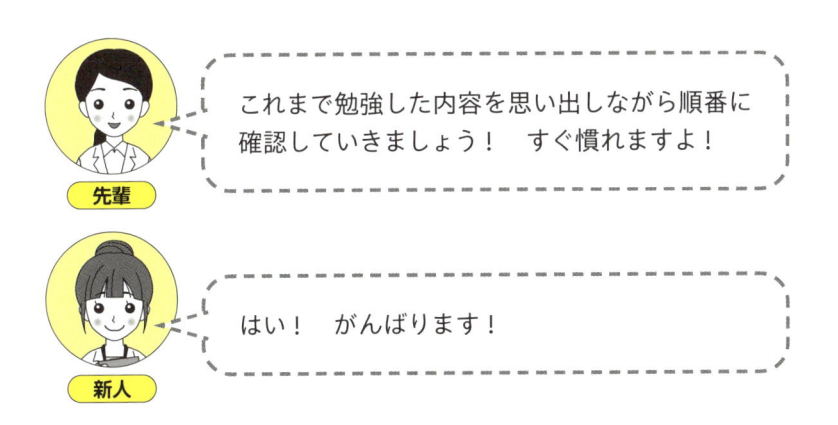

先輩：これまで勉強した内容を思い出しながら順番に確認していきましょう！　すぐ慣れますよ！

新人：はい！　がんばります！

● 処方箋受付後の流れ

処方箋を受け付けたあとは、次図のように進みます。

● 処方箋受付後の流れ

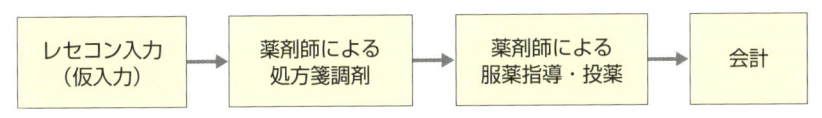

● レセコン

レセコン（レセプトコンピューター）とは、**調剤報酬明細書（レセプト）**を作成するコンピューターシステムです。レセコンに処方箋の内容を入力することにより、**明細書や領収書、薬袋、薬剤情報提供文書、お薬手帳シール**などを発行できます（➡ p.164参照）。

●レセコン入力の流れ

処方箋内容入力の流れは次図のとおりです。入力内容は、患者さんにお渡しするすべての情報(帳票)に影響するため、慎重に行います。

● レセコン入力の流れ

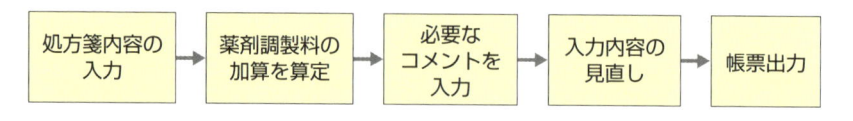

処方箋内容の入力 → 薬剤調製料の加算を算定 → 必要なコメントを入力 → 入力内容の見直し → 帳票出力

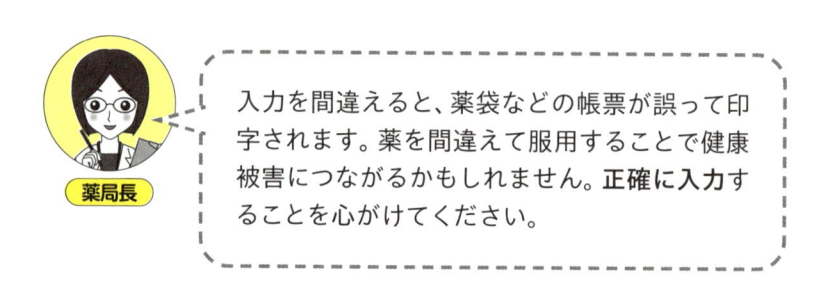

薬局長

入力を間違えると、薬袋などの帳票が誤って印字されます。薬を間違えて服用することで健康被害につながるかもしれません。**正確に入力**することを心がけてください。

●処方箋内容の入力

処方箋に記載されている次の内容を入力していきます。

①患者情報
②保険、公費の情報
③処方日
④医療機関名
⑤診療科
⑥医師名
⑦処方内容

●薬剤調製料の加算を算定

　薬剤調製料の加算を算定できるかどうかを判定し、算定できるものを算定します。加算の算定は患者さんの会計と薬局の収入に直結するので、正確に行う必要があります。

●必要なコメントを入力

　レセプトを提出する際には、**レセプト摘要欄**にコメントの記載が必要なケースがたくさんあります。必要なコメントを入力していないと返戻（➡p.215参照）になることもあるので、コメントが必要なケースと記載事項についても覚えておきましょう。

●レセプト摘要欄への主な記載事項一覧

コメントが必要なケース	記載事項
一般名処方を先発品で調剤した場合	先発品調剤の理由として、「患者の意向」「保険薬局の備蓄」「後発医薬品なし」「その他」から最も当てはまる理由を1つ記載
63枚を超えて湿布薬が処方されている処方箋の調剤を行った場合	処方医が湿布薬を、63枚を超えて投与が必要であると判断した理由について、処方箋の記載により確認した旨または疑義照会により確認した旨を記載
内服薬を別剤算定した場合	「配合不適等調剤技術上の必要性から個別に調剤した場合」「内服用固形剤（錠剤、カプセル剤、散剤等）と内服用液剤の場合」「内服錠、チュアブル錠及び舌下錠等のように服用方法が異なる場合」「その他」から最も当てはまる理由を1つ記載 （「その他」を選択した場合は、具体的な理由を記載）
自家製剤加算を算定した場合	算定理由が明確となるように記載 （自家製剤加算については➡p.188参照）
時間外加算、休日加算、深夜加算、時間外加算の特例を算定した場合	処方箋を受け付けた年月日および時刻を記載
疑義照会をした場合	疑義照会の内容と結果を簡潔に記載

●入力内容の見直し

処方箋の記載内容とレセコン入力した内容に違いがないか、最終確認をします。最も重要な作業の1つなので、正しいという思い込みを捨てて、慌てず落ち着いて確認してください。

●確認するポイント

確認項目	確認内容
処方内容について	・**薬剤名**：銘柄、剤形、規格を確認 ・**用量**　：用量(1回量、1日量、総量など)、単位を確認 ・**用法**　：1日の回数、服用時点(朝食後、夕食前など)、外用薬は使用部位を確認 ・**日数、回数、調剤数**：内服の日数、頓服薬の回数、外用薬の調剤数を確認
加算の算定について	・必要な加算が算定されているかの確認(一包化した際の外来服薬支援料2、自家製剤加算、重複相互作用防止等加算など) ・医師への患者情報提供を直近で行った場合、服薬情報提供料が算定されているかの確認
後発品変更可否について	・「変更不可欄」にチェックと医師の署名または記名・押印があるかを確認 ・患者さんが後発品を希望しているかどうかを確認
備考欄などの記載事項について	・一包化、混合調剤、粉砕などの指示を確認 ・リフィル可の指示があるかどうかを確認 ・訪問指示があるかどうかの確認
レセプト摘要欄へのコメント	・一般名処方で先発品を調剤した場合のコメントが記載されているかの確認 ・湿布薬に関するコメントが記載されているかの確認 ・加算算定時に必要なコメントが記載されているかの確認 ・疑義照会の内容が記載されているかの確認

●実際のレセコン入力画面

レセコン入力画面の例を次ページに示します。また、p.158より診療科ごとの処方箋入力の例を説明します。レセコンを取り扱う企業は多く、レセコンの種類も多岐にわたります。ここでは一例として紹介しています。

●患者頭書画面

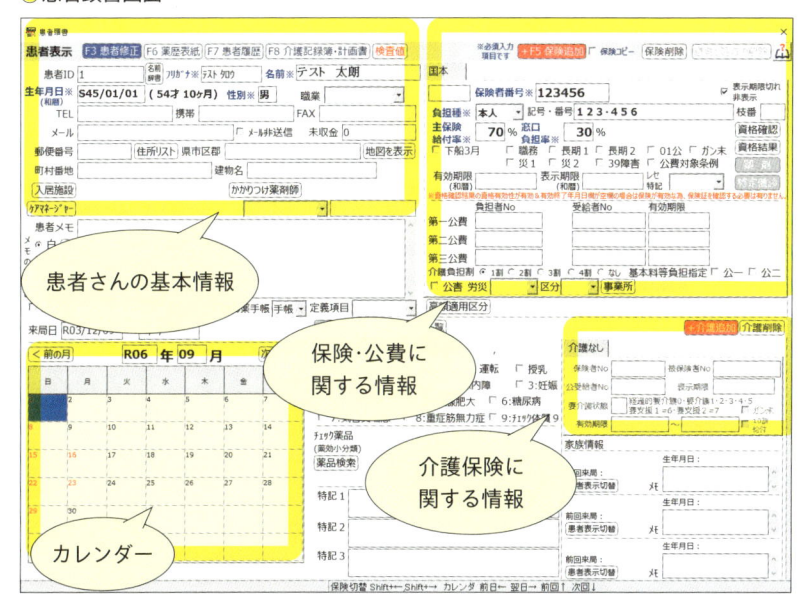

- 患者さんの基本情報
- 保険・公費に関する情報
- 介護保険に関する情報
- カレンダー

●処方入力画面

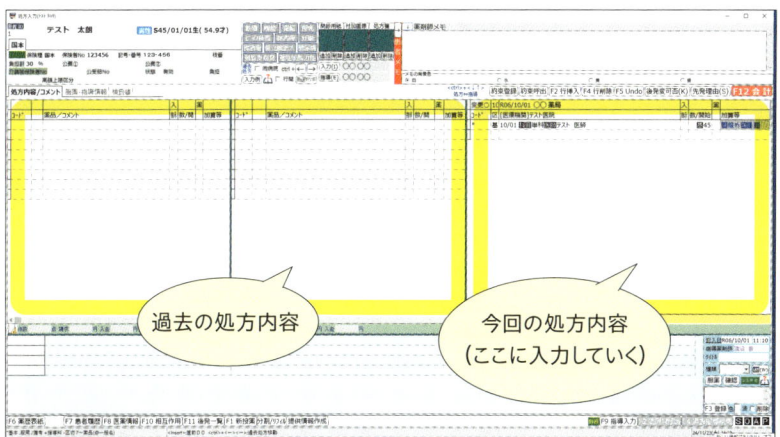

- 過去の処方内容
- 今回の処方内容（ここに入力していく）

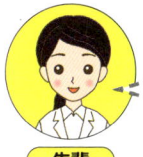

先輩

処方内容の具体的な入力は次ページから解説します！

● 内科の処方箋入力の例①

一般名処方を後発品で
調剤するケースです。

調剤基本料と加算を算定します。
（「自動」または「手動」で入力）

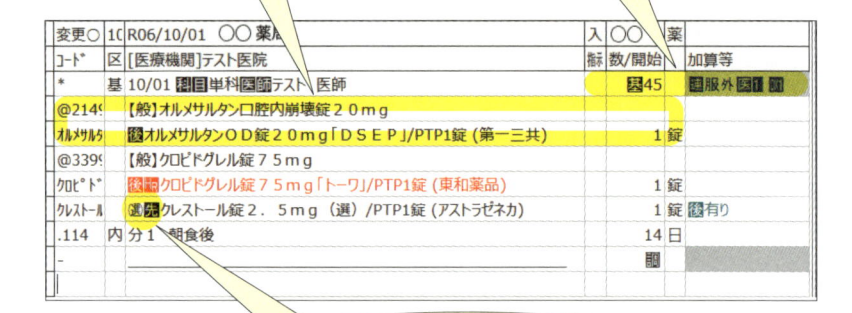

変更○	1C	R06/10/01　〇〇 薬局			入	〇〇	薬	
コード	区	[医療機関]テスト医院			齢転	数/開始		加算等
*	基	10/01 科目 単科 医師 テスト 医師				甚45		連服外 薬1 対
@2149		【般】オルメサルタン口腔内崩壊錠２０ｍｇ						
オルメサルタ		後準 オルメサルタンＯＤ錠２０ｍｇ「ＤＳＥＰ」/PTP1錠 (第一三共)				1	錠	
@3399		【般】クロピドグレル錠７５ｍｇ						
クロピド		後準 クロピドグレル錠７５ｍｇ「トーワ」/PTP1錠 (東和薬品)				1	錠	
クレストール		選先 クレストール錠２．５ｍｇ （選）/PTP1錠 (アストラゼネカ)				1	錠	後有り
.114		内 分1　朝食後				14	日	
-		———————				調		

先発品を先発品(長期収載品)で調剤するケースです。
（患者さん希望の場合、選定療養の対象となる）

● 内科の処方箋入力の例②

一般名処方を先発品(長期収載品)で調剤するケースです。
（患者さん希望の場合、選定療養の対象となる）

変更○	1C	R06/10/01　〇〇 薬局			入	〇〇	薬	
コード	区	[医療機関]テスト医院			齢転	数/開始		加算等
*	基	10/01 科目 単科 医師 テスト 医師				甚45		連服外
@4490		【般】モンテルカスト錠１０ｍｇ						
キプレス錠		選先 キプレス錠１０ｍｇ （選）/PTP1錠 (杏林製薬)				1	錠	患望有 後有り
.150		内 分1　就寝前				30	日	
-						調		
テリルジー		先 テリルジー２００エリプタ３０吸入用/キット1キット (グラクソ・スミスクライン)				1	キッ	
.614		外 1日[1]回 [1回1]吸入				1	回	
-						調		
//リユウ	RS	先発薬の理由：[患者の意向]						

一般名処方で先発品を調剤した
場合、理由を記載します。

変更○	10	R06/10/01					薬	
コード	区	[医療機関]テスト				/開始	加算等	
＊		基 10/01 科目 単科 医師 テス				基45	調 服外 医1 初支	
@217:		【般】アムロジピン錠２．５ｍｇ						
アムロジヒ		後 アムロジピン錠２．５ｍｇ「サワイ」/PTP1錠 (沢井製薬)				1 錠		
@2189		【般】ロスバスタチン錠２．５ｍｇ						
ロスバスタ		後 ロスバスタチン錠２．５ｍｇ「ＤＳＥＰ」/PTP1錠 (第一三共)				1 錠		
.114	内	分1　朝食後			回	28 日		
						回		
@396:		【般】メトホルミン塩酸塩錠２５０ｍｇ：ＭＴ						
メトホルミン		後 徴 メトホルミン塩酸塩錠２５０ｍｇＭＴ「ＤＳＥＰ」/PTP1錠 (第一				2 錠		
エクア		先 後 エクア錠５０ｍｇ/PTP1錠 (住友ファーマ)				2 錠		
.2151	内	分2　朝夕食後			回	28 日		
						回		
ライソデ		先 徴 徴 ライソデグ配合注　フレックスタッチ　３００単位/キット1キット (ノボ・ノ				1 キット		
.700	注	1日2回 [朝8]単位 [夕8]単位				1 回		
						調		
ナノパスニードル		ナノパスニードル２　３４Ｇ　4mm				70 本		
.801	材	注射器具						

「朝食後」「夕食後」といった服用時点ごとに一包化するケースです。

自己注射薬と自己注射用の注射針が一緒に処方されているケースです。

> **Advice**
>
> ## 一包化
>
> 一包化とは、内服用固形剤（錠剤、カプセル剤、散剤などの固形状の薬）を、朝食後や夕食後などの服用時点ごとに1包ずつ分包することをいいます。外来服薬支援料2（➡ p.195参照）は、「2剤（服用時点の異なる2種類）以上の内服用固形剤または、1剤（服用時点が同じ）で3種類以上の内服用固形剤」が処方されているものを一包化したときに算定することができます。
>
> | 例1）2剤以上の
　　 内服用固形剤の場合 | 例2）1剤で3種類以上の
　　 内服用固形剤の場合 |
> |---|---|
> | A 錠　2錠　1日2回　朝夕食後
B 錠　1錠　1日1回　朝食後 | A 錠　1錠
B 錠　1錠
C 錠　1錠　1日1回　朝食後 |

● 小児科の処方箋入力の例

変更○	10	R06/10/01　○○ 薬局		入	○○	薬	
コード▼	区	[医療機関]テスト医院		齢	数/開始	加算等	
*	基	10/01 科目 単科 医師 テスト 医師			基45	連服外 薬1 薬1	
ゼスラン シ	先	ゼスラン小児用細粒０．６％/パ゚ら1ｇ (旭化成ファーマ)	%	0.7	ｇ	
メプチント	先	メプチンドライシロップ０．００５％/パ゚ら1ｇ (大塚製薬)	%	1	ｇ	
ムコダイン	長 先	ムコダインＤＳ５０％/パ゚ら1ｇ (杏林製薬)	%	1.2	ｇ 後有り	
//ペンテイ	RS	選定療養対象医薬品：後発医薬品の在庫状況等を踏まえ後発医薬品を				
.2151	内	分2　朝夕食後			7	日	
-				剤	計45	

複数の散剤を混合して
いるので、計量混合加算
を算定しています。

出荷調整等で後発品の在庫が
なく先発品（長期収載品）で調
剤するしかない場合には理由を
記載します。
（選定療養の対象にはならない）

ゼスラン シ	先	ゼスラン小児用細粒０．６％/パ゚ら1ｇ (旭化成ファーマ)	%	0.7	ｇ	
メプチント	先	メプチンドライシロップ０．００５％/パ゚ら1ｇ (大塚製薬)	%	1	ｇ	
ムコダイン	長 先	ムコダインＤＳ５０％/パ゚ら1ｇ (杏林製薬)	%	1.2	ｇ 後有り
//ペンテイ	RS	選定療養対象医薬品：後発医薬品の在庫状況等を踏まえ後発医薬品を				
.2151	内	分2　朝夕食後			7	日
-				剤	計45	
ホクナリンテ	先	処方箋【先 ホクナリンテープ１ｍｇ】		0	枚 後有り
ツロブテロ	後	ツロブテロールテープ１ｍｇ「久光」/枚1枚 (久光製薬)		7	枚
/	Y	胸、背、上腕中のいずれかに貼付			
.6121	外	1日[1] 貼付		1	回

先発品処方を後発品で調剤する
ケースです。

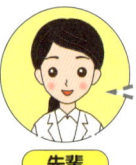

先輩

レセコンにはいろいろな種類がありますが、基本
的な流れは同じ！

●皮膚科の処方箋入力の例

先発品(長期収載品)が医師の指示により「後発品への変更不可」の場合には、理由を記載します。
(選定療養の対象にはならない)

変更○	1C	R06/10/01　○○薬局				薬	
コード	区	[医療機関]テスト医院		貼	数/開始		加算等
*	基	10/01 科目 単科 医師 テスト　医師			基45		連服外 区1 図
リドメック	先	リドメックスコーワクリーム0．3%/バラ1g (興和)	%		50 g		区く
ヒルドイド	長先	ヒルドイドクリーム0．3%/バラ1g (マルホ)	%		50 g		医 必 後 有り
//ペンティ	RS	選定療養対象医薬品：医療上の必要性があると医師又は歯科医師が判					
.610	外	1日[2]回　[体]に塗布			1 回		
-						調	計80

変更○	1C	R06/10/01　○○薬局		入	○○	薬	
コード	区	[医療機関]テスト医院		貼	数/開始		加算等
*	基	10/01 科目 単科 医師 テスト　医師			基45		連服外 区1 図
リドメック	先	リドメックスコーワクリーム0．3%/バラ1g (興和)	%		50 g		区く
ヒルドイド	長先	ヒルドイドクリーム0．3%/バラ1g (マルホ)	%		50 g		医 必 後 有り
//ペンティ	RS	選定療養対象医薬品：医療上の必要性があると医師又は歯科医師が判					
.610	外	1日[2]回　[体]に塗布			1 回		
-						調	計80

2種類の軟膏を混合しているので、計量混合加算を算定しています。

●耳鼻科の処方箋入力の例

@223	【般】カルボシステイン錠500mg				
カルボシス	後 カルボシステイン錠500mg「トーワ」/PTP1錠 (東和薬品)		3 錠		
.3011	内　分3　毎食後		7 日		
-			調		
ロラタジン	後 ロラタジンOD錠10mg「トーワ」/PTP1錠 (東和薬品)		1 錠		
.134	内　分1　夕食後		7 日		
-			調		
モメタゾン	後 モメタゾン点鼻液50μg「杏林」56噴霧用　5mg10g/瓶1瓶		1 瓶		
.653	外　1日[1]回　各鼻腔[2]噴霧ずつ		1 回		
-			調		

年齢で1回の噴霧回数が変わる点鼻薬もあるので注意しましょう。
(モメタゾン点鼻薬は、「12歳未満は1回1噴霧」「12歳以上は1回2噴霧」)

●整形外科の処方箋入力の例

変更○	10	R06/10/01　○○ 薬局			入	○○	薬	
コード	区	[医療機関]テスト医院			齢	数/開始		加算等
＊		基 10/01 科目 単科 医師 テスト 医師				般45		達 服 外
@1149		【般】セレコキシブ錠１００ｍｇ						
セレコキシブ		後局 セレコキシブ錠１００ｍｇ「トーワ」/PTP1錠 (東和薬品)				2 錠		
ムコスタジ゛		先局 ムコスタ錠１００ｍｇ/PTP1錠 (大塚製薬)				2 錠		
.2151	内	分2　朝夕食後				14 日		
−						調		
@2649		【般】ロキソプロフェンＮａテープ１００ｍｇ（１０×１４ｃｍ						
ロキソプ゜ロ		後局 ロキソプロフェンＮａテープ１００ｍｇ「ＪＧ」１０ｃｍ×１４ｃｍ/				28 枚		
//シッフ゜	Y	1日[2]枚						
.612	外	1日[2]回　[膝、腰]に貼付				1 回		

鎮痛・消炎に係る効能・効果を有する貼付剤(麻薬もしくは向精神薬であるもの、または専ら皮膚疾患に用いるものを除く)については、「1回当たりの使用量および1日当たりの使用回数または投与回数」を必ず記載します。
(63枚を超えて処方されている場合には処方箋に理由の記載があるので[なければ疑義照会が必要]理由を記載する)

●眼科の処方箋入力の例

変更○	10	R06/10/01　○○ 薬局			入	○○	薬	
コード	区	[医療機関]テスト医院			齢	数/開始		加算等
＊		基 10/01 科目 単科 医師 テスト 医師				般45		達 服 外
@1319		【般】ヒアルロン酸Ｎａ点眼液０．１％５ｍＬ						
ヒアレインテ		長 先 ヒアレイン点眼液０．１％　５ｍＬ/瓶1瓶 (参天製薬)				1 瓶		錠 有り
//センティ	RS	選定療養対象医薬品：後発医薬品の在庫状況等を踏まえ後発医薬品を						
.651	外	1日[4]回　[両]眼に点眼				1 回		
−						調		

目薬では、「○瓶」で入力する場合と「○mL」で入力する場合があるので注意しましょう。

● 会計画面

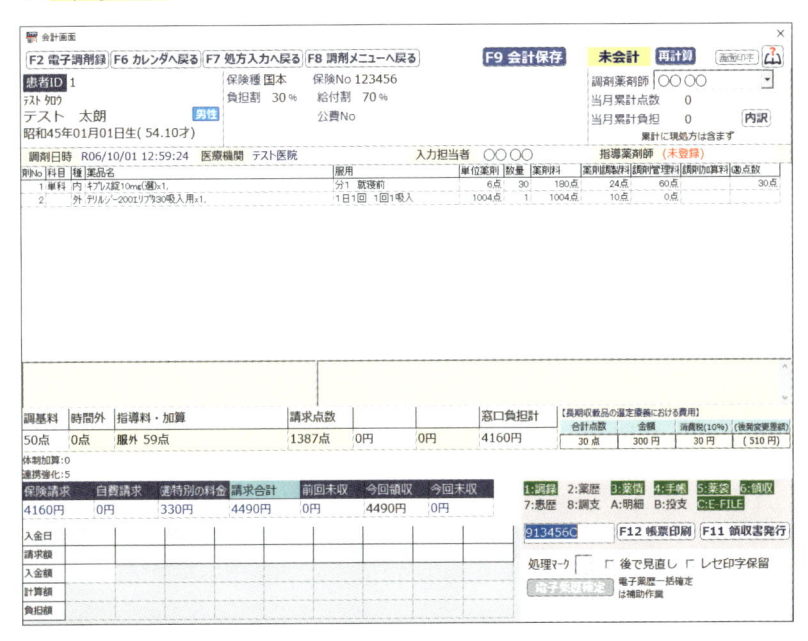

4

受付業務とレセコン入力

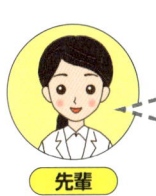

先輩

入力が完了すれば会計画面が表示されます。
ここでも入力内容を見直しましょう。

レセコン入力は繰り返して覚えるもの

Advice

レセコン入力の方法をひととおりご紹介しましたが、これはほんの一例です。実際の業務では、様々なタイプの処方箋と出会います。都度、新しい入力方法を覚えて、少しずつ慣れていくとよいでしょう。レセコン入力は、処方箋との出会いの記録のようなもの。最初は戸惑うこともあるかもしれませんが、繰り返し入力すれば自然と覚えていきます。

●帳票出力

　帳票は、薬剤情報提供文書(薬情)、薬袋、お薬手帳シール、領収書、保険調剤明細書(調剤明細書、明細書とも呼ぶ)などのことです。レセコン入力(仮入力)が終わったら、**領収書**と**明細書**以外の帳票を印刷します。

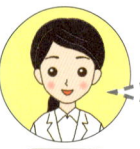

先輩

　「領収書」と「明細書」は、薬剤師による服薬指導が終わり、会計額が確定してから印刷します。

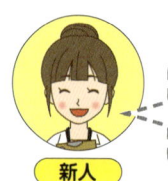

新人

　第1章で習った「仮入力」ということですね(➡p.34参照)。

●帳票の例

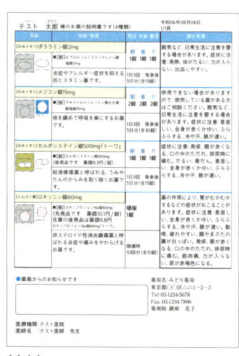

薬情

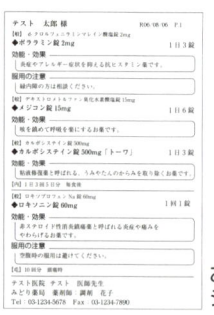

お薬手帳シール

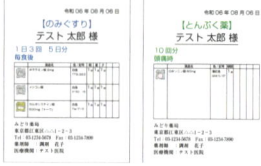

薬袋

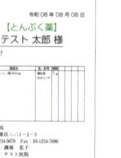

領収書・調剤明細書

| 仮入力時点で印字 | 服薬指導後に印字 |

※詳細は次ページ以降で紹介します。

164

●薬情の例

テスト 太郎 様のお薬の説明書です（4種類）			令和06年08月06日 1/1頁

名称	効能・効果	用法・用量・服用	副作用等
【のみぐすり】ポララミン錠2mg ■【般】d-クロルフェニラミンマレイン酸塩錠2mg 炎症やアレルギー症状を抑える抗ヒスタミン薬です。		朝 昼 夕 1錠 1錠 1錠 1日3回　毎食後 5日分（全15錠）	眠気など、日常生活に注意を要する場合があります。症状に注意：発熱、体がだるい、力が入らない、出血しやすい。
【のみぐすり】メジコン錠15mg ■【般】デキストロメトルファン臭化水素酸塩錠15mg 咳を鎮めて呼吸を楽にするお薬です。		朝 昼 夕 2錠 2錠 2錠 1日3回　毎食後 5日分（全30錠）	併用できない場合がありますので、使用している薬がある方はご相談ください。眠気など、日常生活に注意を要する場合があります。症状に注意：息苦しい、全身が赤くかゆい、ふらふらする、冷や汗、脈が速い。
【のみぐすり】カルボシステイン錠500mg「トーワ」 ■【般】カルボシステイン錠500mg（後発品です　薬価9.3円/錠） 粘液修復薬と呼ばれる、うみやたんのからみを取り除くお薬です。		朝 昼 夕 1錠 1錠 1錠 1日3回　毎食後 5日分（全15錠）	症状に注意：発疹、眼が赤くなる、口の中のただれ、排尿時に痛む。だるい、黄だん。息苦しい、全身が赤くかゆい、ふらふらする、冷や汗、脈が速い。
【とんぷく薬】ロキソニン錠60mg ■【般】ロキソプロフェンNa錠60mg（先発品です　薬価10.1円/錠）在庫の後発品は薬価9.8円 ロキソプロフェンNa錠60mg「トーワ」 非ステロイド性消炎鎮痛薬と呼ばれる炎症や痛みをやわらげるお薬です。		頓服 1錠 頭痛時 10回分（全10錠）	薬の作用により、胃がむかむかするなどの症状がおこることがあります。症状に注意：息苦しい、全身が赤くかゆい、ふらふらする、冷や汗、脈が速い。動悸、疲れやすい、顔やまぶたの裏が白っぽい。発疹、眼が赤くなる、口の中のただれ、排尿時に痛む。筋肉痛、力が入らない、尿が赤褐色になる。

●薬局からのお知らせです

薬局名:みどり薬局
東京都○○区△△1−2−3
Tel:03-1234-5678
Fax:03-1234-7890
薬剤師:調剤　花子

医療機関:テスト医院
医師名　:テスト医師　先生

● お薬手帳シールの例

テスト　太郎 様　　　　　　　　　R06/08/06　P.1

【般】d-クロルフェニラミンマレイン酸塩錠 2mg

◆ポララミン錠 2mg　　　　　　　　　　1日3錠

効能・効果
炎症やアレルギー症状を抑える抗ヒスタミン薬です。

服用の注意
緑内障の方は相談ください。

【般】デキストロメトルファン臭化水素酸塩錠 15mg

◆メジコン錠 15mg　　　　　　　　　　1日6錠

効能・効果
咳を鎮めて呼吸を楽にするお薬です。

【般】カルボシステイン錠 500mg

◆カルボシステイン錠 500mg「トーワ」　　1日3錠

効能・効果
粘液修復薬と呼ばれる、うみやたんのからみを取り除くお薬です。

【内】1日3錠5日分　毎食後

【般】ロキソプロフェン Na 錠 60mg

◆ロキソニン錠 60mg　　　　　　　　　1回1錠

効能・効果
非ステロイド性消炎鎮痛薬と呼ばれる炎症や痛みを
やわらげるお薬です。

服用の注意
空腹時の服用は避けてください。

【屯】10回分　頭痛時

テスト医院　テスト　医師先生
みどり薬局　薬剤師：調剤　花子
Tel：03-1234-5678　Fax：03-1234-7890

● 薬袋の例

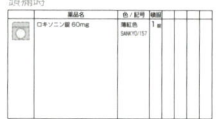

令和 06 年 08 月 06 日

【のみぐすり】
テスト 太郎 様

1日3回　5日分
毎食後

薬品名		色/記号	朝	昼	夕
	ポララミン錠 2mg	白色 TTS-363	1錠	1錠	1錠
	メジコン錠	白色 R150:15	1錠	1錠	1錠
	カルボシステイン錠 500mg「トーワ」	白色 Tw/715	1錠	1錠	1錠

みどり薬局
東京都江東区△△1-2-3
Tel：03-1234-5678　Fax：03-1234-7890
薬剤師：調剤　花子
医療機関：テスト医院

令和 06 年 08 月 06 日

【とんぷく薬】
テスト 太郎 様

10回分
頭痛時

薬品名		色/記号	回数	
	ロキソニン錠 60mg	淡紅色 SANKYO/157	1錠	

みどり薬局
東京都江東区△△1-2-3
Tel：03-1234-5678　Fax：03-1234-7890
薬剤師：調剤　花子
医療機関：テスト医院

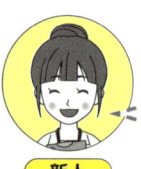

新人

こういった帳票もレセコンの種類によって変わ
るので、一例ということですね。

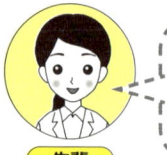

先輩

服薬指導後、会計に進む前に次ページの領収書、
調剤明細書を印刷します☆。

☆…**します**　薬局によっては手順が異なる場合もある。

●会計

　服薬指導が終わったら会計に進みます。服薬指導の内容をもとに薬学管理料を算定し、金額を確定させます。領収書と調剤明細書(次の例のように両方を兼ねた形式の場合もある)を印字し、改めて、算定内容を確認します。

●領収書・調剤明細書の例

領収書 兼 明細書

ID：1
テスト 太郎 様　　　　国本

発行日
令和 06 年 08 月 06 日
主負担　30%（215 点）

保険合計	負担金額	保険外金額	未収金額	領収金額
215 点	650 円	0 円	0 円	650 円

調剤技術料	薬学管理料	薬剤料	特定保健医療材料料	保険外負担		
				評価療養・選定療養	その他	
99 点	66 点	50 点	0 点			

区分	項目名	点数	区分	項目名	点数
調剤技術料	調剤基本料 1	45	薬剤料	ポララミン錠 2mg×3 錠（5 日分）	40
	連携強化加算	5		メジコン錠 15mg×6 錠（5 日分）	
	医療 DX 推進体制整備加算	4		カルボシステイン錠 500mg「トーワ」×3 錠（5 日分）	
	薬剤調製料			ロキソニン錠 60mg×10 錠	10
	内服薬（5 日分）	24			
	屯服薬	21			

区分	項目名	点数
薬学管理料	内服薬調剤管理料（5 日分）	4
	服薬管理指導料（3 月外）	59
	医療情報取得加算 1	3

※厚生労働省が定める診療報酬や薬価には、医療機関等が仕入れ時に負担する消費税が反映されています。
上記のとおり領収いたしました。

調剤日　　　　令和 06 年 08 月 06 日
処方箋発行　テスト医院
医療機関　　テスト　医師先生
薬局所在地　東京都江東区△△1-2-3
　　　　　　Tel.03-1234-5678
及び名称　　みどり薬局

●電子処方箋受付の流れ

電子処方箋に対応した医療機関を受診した患者さんは、医療機関から発行された「処方内容（控え）」または「紙の処方箋」（どちらの場合も引換番号が記載されている）を持参します。

マイナ保険証で受付を行う場合は、電子処方箋管理サービスから電子処方箋のデータが自動的にレセコンに取り込まれます。一方、従来の健康保険証などで受付を行う場合は、引換番号を確認して電子処方箋を取得します。患者さんが処方内容（控え）を紛失した場合などは、処方箋を発行した医療機関へ引換番号を問い合わせます。

電子処方箋の受付後は、患者さんの同意の有無にかかわらず、電子処方箋管理サービスから電子処方箋を薬局システムに取り込むタイミングで、自動的に重複投薬・併用禁忌のチェックが行われ、結果が薬局システムに送信されます（薬剤師が重複投薬と併用禁忌を再度チェック）。

問題がなければ、薬剤師が薬剤調整・服薬指導を行って処方薬を患者さんにお渡しします。処方内容（控え）を患者さんから預かっている場合は、薬局では保管せずに患者さんに返却します。

電子処方箋を受け付けた場合、従来の薬剤師による記名・押印の代わりに、HPKI（保健医療福祉分野の公開鍵基盤）という仕組みを活用した電子的な署名を行います。

電子処方箋管理サービス

電子処方箋管理サービスは、社会保険診療報酬支払基金と国民健康保険中央会が共同で運用するシステムです。この仕組みを通じて、医療機関で発行された処方情報や薬局での調剤結果がデータとして蓄積され、医療機関や薬局が必要に応じて参照できます（前述のコラム、➡p.59参照）。

column **HPKIカード**

HPKIカードは、医師・薬剤師・看護師など27種類の保健医療福祉分野の国家資格と、院長・管理薬剤師など5種類の管理者資格を認証することができる、厚生労働省の認めた電子認証機能を持つカードです。

HPKIは「Healthcare Public Key Infrastructure」の略で、日本語では「保健医療福祉分野の公開鍵基盤」と訳されます。このカードは、医師や薬剤師などの資格を持つ専門家が、電子署名を行う際に必要となります。

薬局では、電子処方箋を受け付ける際、薬剤師のHPKIカードによる認証が必要となります。

電子処方箋も必ず有効期間をチェック

紙の処方箋と同様に、有効期限が切れた電子処方箋を確認した場合には、患者さんに対して医療機関を再度受診してもらうようお伝えするなどの対応をしましょう。

●電子処方箋と紙処方箋の受付の流れ

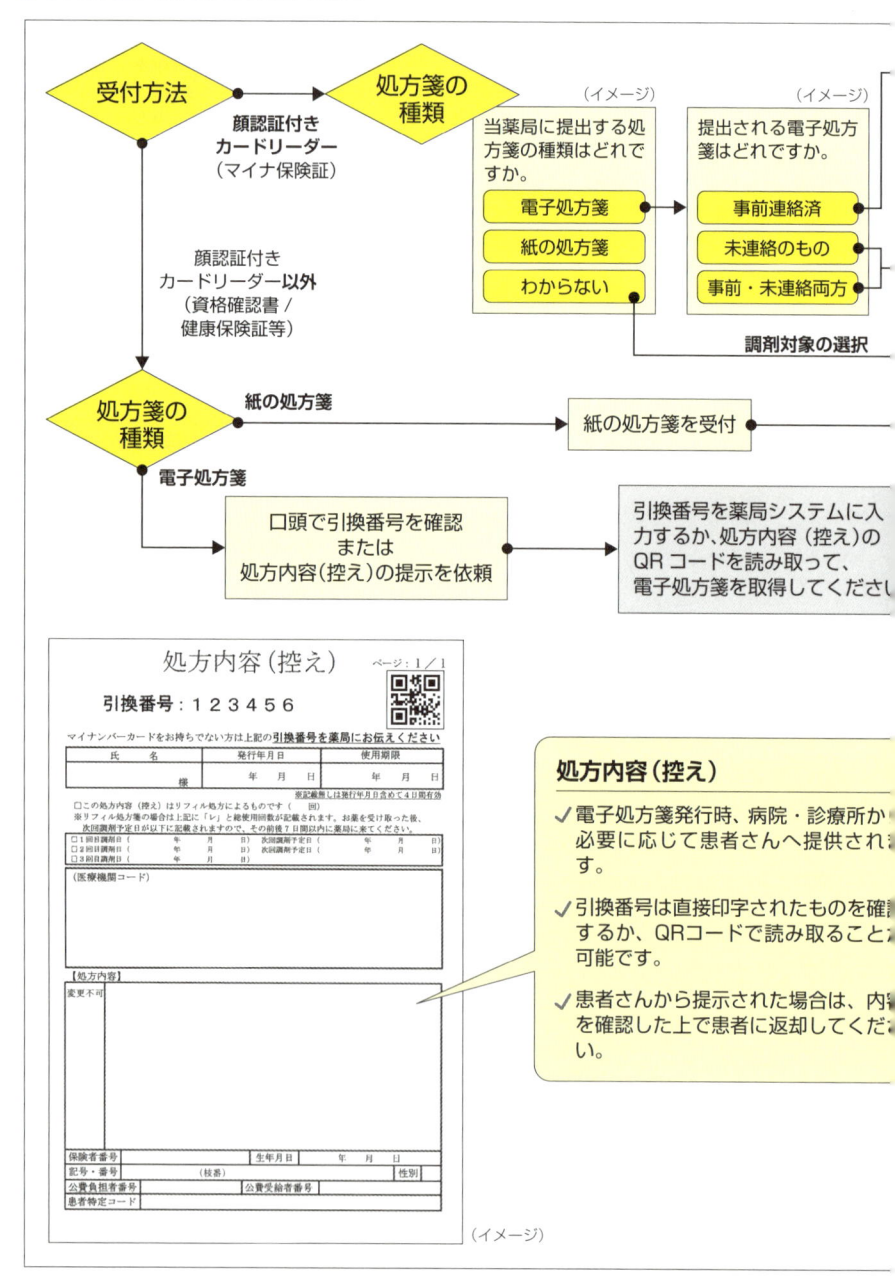

受付方法

顔認証付きカードリーダー
（マイナ保険証）

処方箋の種類

（イメージ）
当薬局に提出する処方箋の種類はどれですか。
- 電子処方箋
- 紙の処方箋
- わからない

（イメージ）
提出される電子処方箋はどれですか。
- 事前連絡済
- 未連絡のもの
- 事前・未連絡両方

調剤対象の選択

顔認証付きカードリーダー以外
（資格確認書 /
健康保険証等）

処方箋の種類

紙の処方箋

紙の処方箋を受付

電子処方箋

口頭で引換番号を確認
または
処方内容（控え）の提示を依頼

引換番号を薬局システムに入力するか、処方内容（控え）のQRコードを読み取って、電子処方箋を取得してください

処方内容（控え）　ページ：1／1

引換番号：123456

マイナンバーカードをお持ちでない方は上記の**引換番号**を薬局にお伝えください

氏　名	発行年月日	使用期限
様	年　月　日	年　月　日

※記載欄もしくは発行年月日含めて4日間有効

□ この処方内容（控え）はリフィル処方によるものです（　　回）
※リフィル処方箋の場合は上記に「レ」と総使用期限数が記載されます。お薬を受け取った後、次回調剤予定日が以下に記載されますので、その前後7日間以内に薬局に来てください。

□ 1回目調剤日（　　年　　月　　日）次回調剤予定日（　　年　　月　　日）
□ 2回目調剤日（　　年　　月　　日）次回調剤予定日（　　年　　月　　日）
□ 3回目調剤日（　　年　　月　　日）

（医療機関コード）

【処方内容】

変更不可

保険者番号		生年月日	年　月　日
記号・番号	（枝番）		性別
公費負担者番号		公費受給者番号	
患者特定コード			

（イメージ）

処方内容（控え）

✓ 電子処方箋発行時、病院・診療所から必要に応じて患者さんへ提供されます。

✓ 引換番号は直接印字されたものを確認するか、QRコードで読み取ることが可能です。

✓ 患者さんから提示された場合は、内容を確認した上で患者に返却してください。

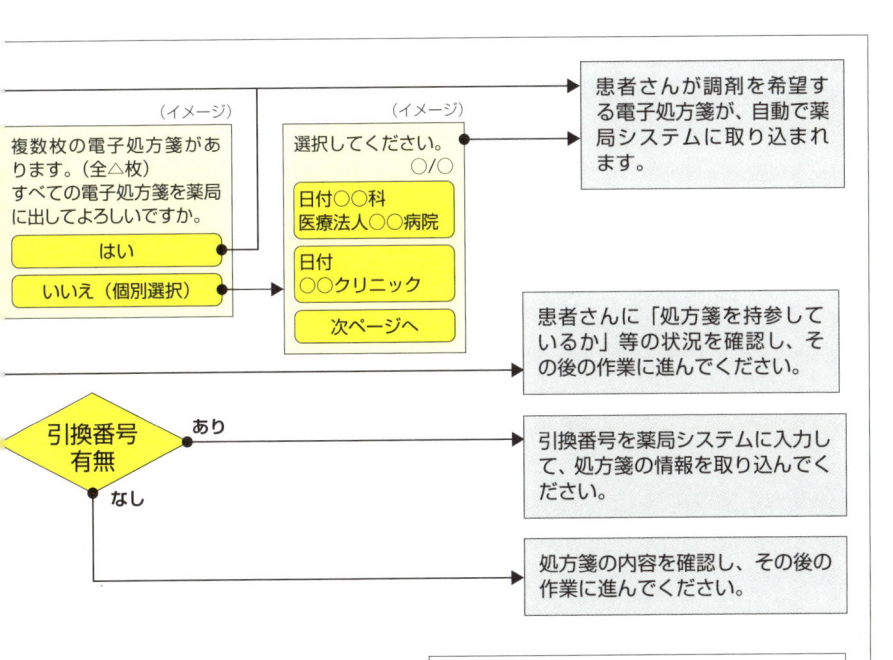

複数枚の電子処方箋があ
ります。（全△枚）
すべての電子処方箋を薬局
に出してよろしいですか。

（イメージ）

はい

いいえ（個別選択）

選択してください。
〇/〇

日付〇〇科
医療法人〇〇病院

日付
〇〇クリニック

次ページへ

（イメージ）

患者さんが調剤を希望す
る電子処方箋が、自動で薬
局システムに取り込まれ
ます。

患者さんに「処方箋を持参して
いるか」等の状況を確認し、そ
の後の作業に進んでください。

引換番号
有無

あり

なし

引換番号を薬局システムに入力し
て、処方箋の情報を取り込んでく
ださい。

処方箋の内容を確認し、その後の
作業に進んでください。

（引換番号のある）紙の処方箋

✓ 電子処方箋対応の医療機関で発行され
た紙の処方箋には、引換番号が印字さ
れます。

✓ 引換番号は、直接印字されたものを確
認するか、QRコードから読み取るこ
とが可能です。

✓ 処方箋の原本となるため、従来どおり、
調剤後は薬局で保管 してください。

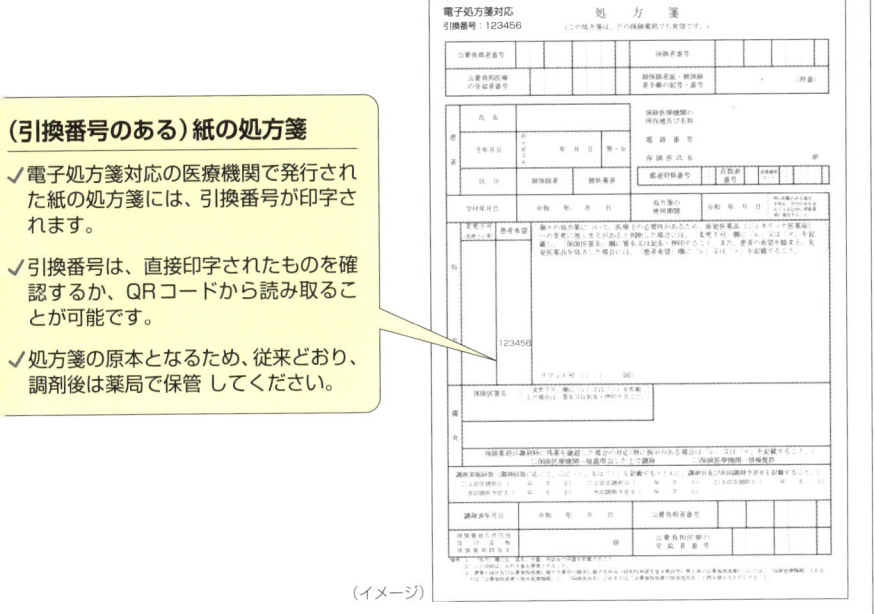

（イメージ）

薬価と消費税

　消費税や薬価の改定は、薬局の収益に大きく影響します。そもそも消費税は、商品やサービス等の国内での消費一般に広く公平に課税される間接税であり、その商品やサービスの最終的な消費者が負担するものです。よって、事業者に負担を求めるものではありません。

　コンビニエンスストア等の一般的な小売店の場合を見てみましょう。まず、商品を仕入れるときには、仕入代金とそこにかかる消費税①を仕入先に支払います。そして、商品を販売するときには売上代金とそこにかかる消費税②を消費者から受け取ります（通常、売上代金＞仕入代金ですので、消費税②＞消費税①となります）。小売店は消費税①をすでに支払っているので、消費税②から消費税①を引いた額の消費税を税務署へ申告・納付することになります。

　一方、保険薬局では一般の小売店とは事情が違ってきます。まず、医薬品を卸売販売業者から仕入れるときには、仕入価格（納入価）とそこにかかる消費税③を卸売販売業者に支払います。しかし、公的医療保険でカバーされる保険調剤は非課税取引であるため、患者さんの窓口での支払いや保険者からの支払いにおいて、消費税を受け取ることはありません。保険薬局は消費税③をすでに支払っているため、このままでは事業者であるにもかかわらず消費税を負担することになってしまいます。

　そこで、薬価と調剤報酬の一部に消費税③に相当する金額分を上乗せすることにより、事業者である保険薬局の消費税負担を解消しています。

調剤報酬の基礎知識

調剤報酬は保険薬局の収入の大部分を占めるものです。基本となる調剤報酬と算定することの多い項目については、しっかりと確認しておきましょう。

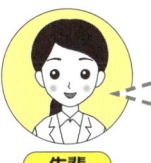

ここから調剤報酬について確認していくね。少し量が多いけれど、頑張ってついてきてね。

先輩

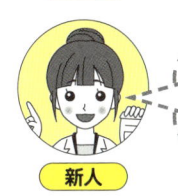

はい!! 頑張ります!

新人

4

受付業務とレセコン入力

●調剤報酬

調剤報酬は、保険薬局で行う調剤業務に対して支払われる報酬のことです。国が定めた**調剤報酬点数表**（➡ p.175参照）に基づいて点数計算をすることにより、金額を算定します。

Point

調剤報酬点数表

調剤報酬点数表は、薬局が保険調剤を行う際の調剤報酬の基準を定めたものです。厚生労働省が策定し、中央社会保険医療協議会（中医協）の審議を経て、診療報酬とともに原則2年ごとに改定されます。

● 調剤報酬と調剤技術料

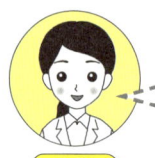

先輩

次ページからの調剤報酬点数表の中で⒜〜◎の部分は、算定することの多い重要な項目です。p.178以降でそれぞれ詳しく説明します。

　調剤報酬は、**調剤技術料、薬学管理料、薬剤料、特定保険医療材料料**という4つの項目に大きく分かれており、この4項目について定められた点数表に基づいて点数計算を行い、合計点数から金額が決定します。最終的な合計金額は1点＝10円で換算し、患者さんの負担割合に応じて薬局窓口での会計金額が決まります。

　調剤技術料には、**調剤基本料、薬剤調製料**とそれに**付随する各種加算**などがあります。

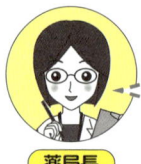

薬局長

調剤報酬は2年に1回改定されるので、調剤報酬改定の際には新たな点数や算定基準の変更などについて確認する必要があります。

Point

- 調剤報酬は、調剤報酬点数表に基づいて算定される。
- 調剤技術料、薬学管理料、薬剤料、特定保険医療材料料の4項目に大きく分かれている。
- 1点＝10円で換算される。

●調剤報酬点数表（2025〈令和7〉年4月1日施行）

第1節 調剤技術料

項目	届出	主な要件・算定上限	点数
調剤基本料			注1）妥結率50%以下又は以下に該当する場合は▲50%で算定 注2）同様なる保険医療機関の増改築の場合の...
① 調剤基本料1		処方受付1回につき	45点 同様受付、1枚目以外は▲20%で算定
② 調剤基本料2	○	（次の①以外、または医療資源の少ない地域に所在する保険薬局）処方受付回数および集中率等が、次のいずれかに該当する保険薬局 イ）月4,000回超及び上位3医療機関に係る合計受付回数の集中率70%超 ロ）月2,000回超 & 集中率85%超 ハ）月1,800回超 & 集中率95%超 ニ）特定の保険医療機関に係る処方箋が月4,000回超	29点
③ 調剤基本料3	○	同一グループの保険薬局の処方受付回数（または店舗数等）の合計 および当該薬局の集中率が、次のいずれかに該当する保険薬局 イ）月3.5万回超〜4万回以下 & 集中率95%超 ロ）月3.5万回超〜4万回以下 & 集中率85%超 ハ）月40万回超（または300店舗以上）& 集中率85%超 ※1．保険薬局に同一グループの複数の保険医療機関の受付回数は合算 ※2．同一グループの他の保険薬局も高い集中率の保険医療機関が含む	イ）24点 ロ）19点 ハ）35点
④ 特別調剤基本料A	○	保険医療機関と特別な関係（同一敷地内）& 集中率50%超の保険薬局 ※1．地域支援体制加算・後発医薬品調剤体制加算は▲90%で算定 ※2．薬学管理料に属する全項目（一部を除く）は算定不可 ※3．1処方につき7種類以上の内服薬の薬剤料は▲10%で算定	5点
⑤ 特別調剤基本料B	−	※1．調剤基本料の各種加算および薬学管理料に属する全項目は算定不可 ※2．1処方につき7種類以上の内服薬の薬剤料は▲10%で算定	3点
分割調剤（長期保存の保険薬等）〈後発医薬品の試用〉		1分割調剤につき（1処方箋の2回目以降） 1分割調剤につき（1処方箋の2回目のみ）	5点 5点
地域支援体制加算1	○	調剤基本料1の保険薬局、基本体制+選択2以上	32点
地域支援体制加算2	○	調剤基本料1の保険薬局、基本体制+選択8以上	40点
地域支援体制加算3	○	調剤基本料1以外の保険薬局、基本体制+必須2+選択1以上	10点
地域支援体制加算4	○	調剤基本料1以外の保険薬局、基本体制+選択8以上	32点
連携強化加算	○	災害・新興感染症発生時等の対応体制	5点
後発医薬品調剤体制加算1、2、3	○	後発医薬品数量が80%以上、85%以上、90%以上	加算1：21点、2：28点、3：30点
後発医薬品減算		後発医薬品の調剤割合等が50%以下、月600回以下の保険薬局を除く	▲5点
在宅薬学総合体制加算1	○	在宅医療に係る体制整備、緊急時等対応、医療・衛生材料等	15点
医療DX推進体制整備加算1	○	初回調1．の届出、必要要件、①医療情報の活用、②無菌製剤処理体制...	50点
医療DX推進体制整備加算2	○	または②及び⑤、小児特定薬剤管理指導... かかりつけ薬剤師高度管理医療機器提供	10点
医療DX推進体制整備加算3	○	電子処方箋、電子資格確認、マイナ保険証ほか、月1回まで	8点 6点
薬剤調製料			
内服薬		1剤につき、3剤分まで	24点
屯服薬		1調剤につき	21点
浸煎薬		1調剤につき、3調剤分まで	190点
湯薬		1調剤につき、3調剤分まで	7日分以下 190点 8〜27日分 190点 +10点/1日分（8日目以上の部分） 28日分以上 400点
注射薬		1調剤につき	26点
外用薬		1調剤につき、3調剤分まで	10点
無菌製剤処理加算			
中心静脈栄養法用輸液		2以上の注射薬を混合（生理食塩水等で希釈する場合を含む）※注射薬のみ	24点
抗悪性腫瘍剤		2以上の注射薬を混合	69点（6歳未満 137点）
麻薬		麻薬を含む2以上の注射薬を混合	79点（6歳未満 147点）
			69点（6歳未満 137点）
麻薬等加算（麻薬、向精神薬、覚醒剤原料、毒薬）		1調剤につき	麻薬 70点、麻薬以外 8点
自家製剤加算　錠剤、丸剤、カプセル剤、散剤、顆粒剤、1:3剤		1調剤につき　錠剤を分割した場合は20/100に相当する点数を算定	7日につき 20点
液剤		1調剤につき	90点
自家製剤加算　錠剤、丸剤、カプセル剤、散剤、顆粒剤、1:1剤		1調剤につき	45点
液剤		1調剤につき	90点
計量混合調剤加算　液剤		1調剤につき	75点
散剤、顆粒剤			45点
軟・硬膏剤			35点 45点
時間外等加算（時間外、休日、深夜）		基礎額＝調剤基本料+薬剤調製料+無菌製剤処理加算+調剤管理料	基礎額の100%（時間外）、140%〜、200%（深夜）
内服用滴剤加算		処方受付1回につき	40点

（次ページに続く）

第2節　薬学管理料

項目	届出	主な要件、算定上限	点数
調剤管理料		処方箋受付1回につき、薬剤服用歴の記録・管理	
① 内服薬あり		内服薬 1剤につき、3剤分まで	7日分以下 4点、8〜14日分 28点 15〜28日分 50点、29日分以上 60点
② ①以外			4点
重複投薬・相互作用等防止加算		処方変更あり	残薬調整以外 40点、残薬調整 20点
調剤管理加算	−	複数医療機関から合計6種類以上の内服薬が処方されている患者	初来局時 3点 2回目以降（処方変更・追加）3点
医療情報取得加算	−	オンライン資格確認体制、1年に1回まで	1点
服薬管理指導料		処方箋受付1回につき、薬剤情報提供・服薬指導	
① 通常（②・③以外）		3カ月以内の再調剤（手帳による情報提供あり）または それ以外	再調剤 45点、それ以外 59点
② 介護老人福祉施設等入所者		ショートステイ等の利用者も対象、オンラインによる場合含む、月4回まで	45点
③ 情報通信機器を使用（オンライン）		3カ月以内の再調剤（手帳による情報提供あり）または それ以外	再調剤 45点、それ以外 59点
麻薬管理指導加算			22点
特定薬剤管理指導加算1		厚生労働大臣が定める特に安全管理が必要な医薬品	新たに処方 10点、指導の必要 5点
特定薬剤管理指導加算2	○	抗悪性腫瘍剤の注射＆悪性腫瘍の治療に係る調剤、月1回まで	100点
特定薬剤管理指導加算3		イ）医薬品リスク管理計画に基づく指導、対象医薬品の最初の処方時1回まで	5点
		ロ）選定療養（長期収載品の選択）等の説明、対象薬の最初の処方1回	10点
乳幼児服薬指導加算		6歳未満の乳幼児	12点
小児特定加算		医療的ケア児（18歳未満）	350点
吸入薬指導加算		喘息または慢性閉塞性肺疾患の患者、3月に1回まで	30点
	−	3カ月以内の再調剤のうち手帳の活用実績が50％以下、加算算定不可	13点
服薬管理指導料（特例）	−	処方箋受付1回につき、かかりつけ薬剤師との連携対応、かかりつけ薬剤師指導料等の算定患者	59点
かかりつけ薬剤師指導料	○	処方箋受付1回につき、服薬情報等提供料の併算定不可	76点
麻薬管理指導加算			22点
特定薬剤管理指導加算1		厚生労働大臣が定める特に安全管理が必要な医薬品	新たに処方 10点、指導の必要 5点
特定薬剤管理指導加算2	○	抗悪性腫瘍剤の注射＆悪性腫瘍の治療に係る調剤、月1回まで	100点
特定薬剤管理指導加算3		イ）医薬品リスク管理計画に基づく指導、対象医薬品の最初の処方時1回まで	5点
		ロ）選定療養（長期収載品の選択）等の説明、対象薬の最初の処方1回	10点
乳幼児服薬指導加算		6歳未満の乳幼児	12点
小児特定加算		医療的ケア児（18歳未満）	350点
吸入薬指導加算		喘息または慢性閉塞性肺疾患の患者、3月に1回まで	30点
かかりつけ薬剤師包括管理料		処方箋受付1回につき	291点
外来服薬支援料1		月1回まで	185点
外来服薬支援料2		一包化支援、内服薬のみ	34点／7日分、43日分以上 240点
施設連携加算		入所中の患者を訪問、施設職員と協働した服薬管理・支援、月1回まで	50点
服用薬剤調整支援料1		内服薬6種類以上→2種類以上減少、月1回まで	125点
服用薬剤調整支援料2	−	内服薬6種類以上→処方医への重複投薬等の解消提案、3月に1回まで	実績あり 110点、以外 90点
		重複投薬等の解消の実績ありまたは不可以外	
調剤後薬剤管理指導料		地域連携体制加算の届出を行っている保険薬局、月1回まで	
		1）糖尿病患者、糖尿病用の新たな処方または投薬内容の変更	60点
		2）慢性心不全患者、心疾患による入院経験あり	60点
服薬情報等提供料1		保険医療機関からの求め、文書による情報提供、月1回まで	30点
服薬情報等提供料2		薬剤師が必要ありと判断、文書による情報提供、月1回まで	20点
		イ）保険医療機関、ロ）リフィル処方箋の調剤後、ハ）介護支援専門員	
服薬情報等提供料3		保険医療機関からの求め、入院予定患者、3月に1回まで	50点
在宅患者訪問薬剤管理指導料	○	在宅療養者、医師の指示、薬学的管理指導計画	
① 単一建物患者 1人		合わせて月4回まで（末期の悪性腫瘍、注射による麻薬投与が	650点
② 単一建物患者 2〜9人		必要な患者、中心静脈栄養法の患者は週2回＆月8回まで）	320点
③ 単一建物患者 10人以上		保険薬剤師1人につき週40回まで（①〜④合わせて）	290点
④ 在宅患者オンライン薬剤管理指導料			59点
麻薬管理指導加算		オンラインの場合は処方箋受付1回につき	100点（オンライン 22点）
在宅患者医療用麻薬持続注射療法加算		医療用麻薬持続注射療法を行っている在宅患者、オンライン不可	250点
乳幼児加算		6歳未満の乳幼児、オンラインの場合は処方箋受付1回につき	100点（オンライン 12点）
小児特定加算		医療的ケア児（18歳未満）、オンラインの場合は処方箋受付1回につき	450点（オンライン 350点）
在宅中心静脈栄養法加算	○	在宅中心静脈栄養法を行っている患者、オンライン不可	150点
在宅患者緊急訪問薬剤管理指導料		在宅療養者、医師の指示、状態の急変に伴う対応　※新興感染症対応	
① 計画的な訪問薬剤指導に係る疾患の急変		合わせて月4回まで（末期の悪性腫瘍の患者・注射による麻薬投与が	500点
② ①・③以外		必要な患者は、①②を合わせて月8回まで）	200点
③ 在宅患者緊急オンライン薬剤管理指導料		主治医と連携する他の保険医の指示でも可	59点
麻薬管理指導加算		オンラインの場合は処方箋受付1回につき	100点（オンライン 22点）
在宅患者医療用麻薬持続注射療法加算		医療用麻薬持続注射療法を行っている患者、オンライン不可	250点
乳幼児加算		6歳未満の乳幼児、オンラインの場合は処方箋受付1回につき	100点（オンライン 12点）
小児特定加算		医療的ケア児（18歳未満）、オンラインの場合は処方箋受付1回につき	450点（オンライン 350点）
在宅中心静脈栄養法加算	○	在宅中心静脈栄養法を行っている患者、オンライン不可	150点
夜間・休日・深夜訪問加算		末期の悪性腫瘍患者、注射による麻薬投与が必要な患者	夜間400点、休日600点、深夜1,000点
在宅患者緊急時等共同指導料		在宅療養者、主治医と連携する他の保険医の指示でも可、月2回まで	700点
麻薬管理指導加算			100点
在宅患者医療用麻薬持続注射療法加算	○	医療用麻薬持続注射療法を行っている患者	250点
乳幼児加算		6歳未満の乳幼児	100点
小児特定加算		医療的ケア児（18歳未満）	450点
在宅中心静脈栄養法加算	○	在宅中心静脈栄養法を行っている患者	150点
在宅患者重複投薬・相互作用等防止管理料		在宅患者訪問薬剤管理指導料または居宅療養管理指導費の算定患者	残薬調整以外 40点、残薬調整 20点
		1）疑義照会に伴う処方変更、2）処方箋交付前の処方提案に伴う処方変更	
経管投薬支援料		初回のみ	100点
在宅移行初期管理料		在宅療養開始前の管理・指導、在宅患者訪問薬剤管理指導料等の初回に算定	230点
退院時共同指導料		入院中1回（末期の悪性腫瘍の患者等は入院中2回）まで、ビデオ通話可	600点

（次ページに続く）

第3節 薬剤料

項目	主な要件	点数
使用薬剤料（所定単位につき15円以下の場合）	薬剤調製料の所定単位につき	1点
〃　　　　　（所定単位につき15円を超える場合）	〃	10円又はその端数を増すごとに1点
多剤投与時の逓減措置	1処方につき7種類以上の内服薬、特別調剤基本料Ａ・Ｂの保険薬局の場合	所定点数の90/100に相当する点数

第4節 特定保険医療材料料

項目	主な要件	点数
特定保険医療材料	厚生労働大臣が定めるものを除く	材料価格を10円で除して得た点数

介護報酬（2024〈令和6〉年6月1日施行分）

項目	主な要件、算定上限	単位数
居宅療養管理指導費、介護予防居宅療養管理指導費	《薬局の薬剤師の場合》	
① 単一建物居住者　1人	合わせて月4回まで（末期の悪性腫瘍の患者、注射による麻薬投与が必要な患者、中心静脈栄養法の患者は週2回＆月8回まで）	518単位
② 単一建物居住者　2〜9人		379単位
③ 単一建物居住者　10人以上		342単位
④ 情報通信機器を用いた服薬指導		46単位
麻薬管理指導加算		100単位
医療用麻薬持続注射療法加算	医療用麻薬持続注射療法を行っている患者、オンライン不可	250単位
在宅中心静脈栄養法加算	在宅中心静脈栄養法を行っている患者、オンライン不可	150単位
特別地域加算		所定単位数の15%
中山間地域等小規模事業所加算		所定単位数の10%
中山間地域等居住者サービス提供加算		所定単位数の 5%

2025（令和7）年3月12日、日本薬剤師会作成：一部改変

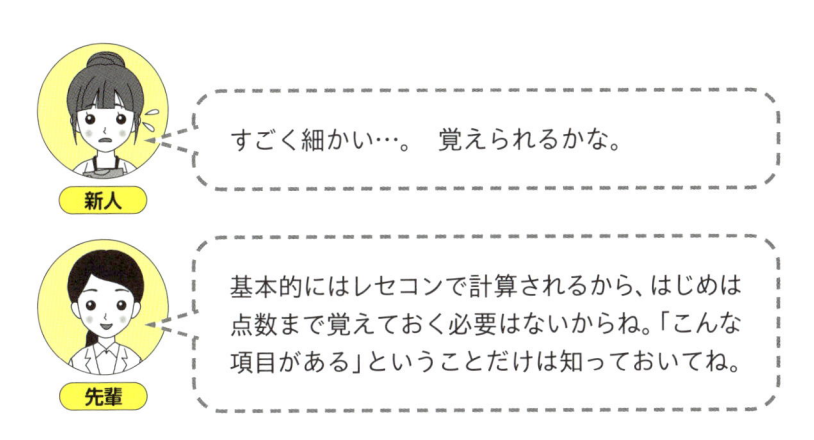

新人：すごく細かい…。　覚えられるかな。

先輩：基本的にはレセコンで計算されるから、はじめは点数まで覚えておく必要はないからね。「こんな項目がある」ということだけは知っておいてね。

●調剤基本料 Ⓐ

　調剤基本料は、処方箋を受け付けて調剤する際の医薬品を備蓄していることや、調剤するための設備・備品などの体制整備に関する経費を評価したものです。調剤基本料は処方箋受付1回ごとに算定することができ、薬局の運営形態によって区分された点数を算定します。

●調剤基本料の主な要件と点数

項目	主な要件	点数
調剤基本料 ① 調剤基本料1	処方箋受付1回につき ②〜⑤以外、または 医療資源の少ない地域に所在する保険薬局	注1)妥結率50%以下などは▲50%で算定 注2)異なる保険医療機関の複数処方箋の同時受付、1枚目以外は▲20%で算定 45点
② 調剤基本料2	処方箋受付回数および集中率が、次のいずれかに該当する保険薬局 イ)月4,000回超&上位3医療機関に係る合計受付回数の集中率70%超 ロ)月2,000回超&集中率85%超 ハ)月1,800回超&集中率95%超 ニ)特定の保険医療機関に係る処方箋が月4,000回超 　※1.保険薬局と同一建物内の複数保険医療機関の受付回数は合算 　※2.同一グループの他の保険薬局で集中率が最も高い保険医療機関が同一の場合は、当該処方箋受付回数を含む	29点
③ 調剤基本料3	同一グループの保険薬局の処方箋受付回数(または店舗数)の合計および当該薬局の集中率が、次のいずれかに該当する保険薬局 イ)・月3.5万回超〜4万回以下&集中率95%超 　・月4万回超〜40万回以下&集中率85%超 　・月3.5万回超&特定の保険医療機関と不動産の賃貸借取引	イ)　24点
	ロ)・月40万回超(または 300店舗以上)&集中率85%超 　・月40万回超(または 300店舗以上)&特定の保険医療機関と不動産の賃貸借取引	ロ)　19点
	ハ)・月40万回超(または 300店舗以上)&集中率85%以下	ハ)　35点
④ 特別調剤 基本料A	保険医療機関と特別な関係(同一敷地内)&集中率50%超の保険薬局 ※1.地域支援体制加算・後発医薬品調剤体制加算等は▲90%で算定 ※2.薬学管理料に属する項目(一部を除く)は算定不可 ※3.1処方につき7種類以上の内服薬の薬剤料は▲10%で算定	5点
⑤ 特別調剤 基本料B	調剤基本料に係る届出を行っていない保険薬局 ※1.調剤基本料の各種加算および薬学管理料に属する項目は算定不可 ※2.1処方につき7種類以上の内服薬の薬剤料は▲10%で算定	3点

●調剤基本料の減算

　一定の条件を満たさない場合、調剤基本料が減算される（調剤基本料の点数が下がってしまう）場合があります。

●調剤基本料の減算と要件

種類	減算	要件
未妥結減算	調剤基本料が50/100に減算	・医薬品卸からの医療用医薬品納入価格が決定している品目の割合が、その年の9月30日時点で5割以下 ・医療用医薬品の取引に係る状況及び流通改善に関する取組状況を報告していない
かかりつけ減算	調剤基本料が50/100に減算	かかりつけ機能に係る基本的な業務を、1年間で定められた回数（月10回など）以上実施していない
後発医薬品減算	調剤基本料が5点減算	・直近3カ月の後発医薬品で調剤した割合が50%以下 ・厚生局への定期報告を行っていない （月の処方箋受付回数が600回以下の場合は対象外）

●処方箋受付の考え方

　処方箋の受付回数は、基本的に「同一患者・同一医療機関コード・同一主保険」のものを「1受付」とカウントします。2件以上の処方箋を受け付けた際には、調剤基本料を1回しか算定できない「1受付」に該当するものと、それぞれ調剤基本料を算定できる「別受付」に該当するものがあるので注意が必要です。

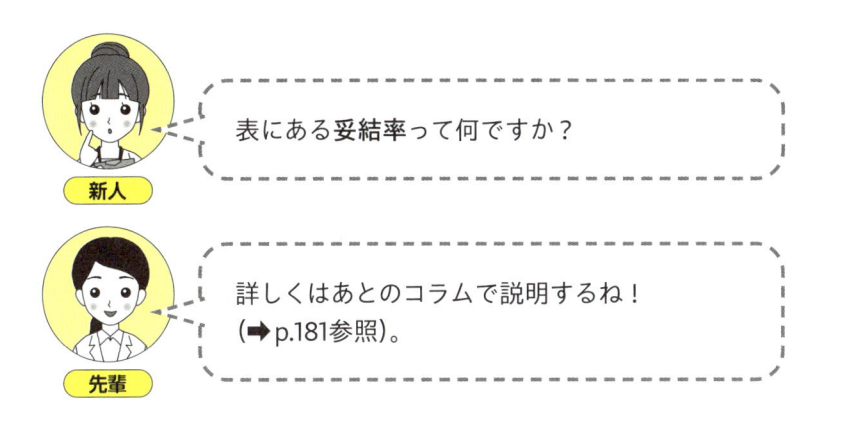

新人　表にある**妥結率**って何ですか？

先輩　詳しくはあとのコラムで説明するね！
（➡p.181参照）。

● 「1受付」となる例

| 患者：Ａさん
（社保）
○○病院：内科
処方日：8月8日 | | 患者：Ａさん
（社保）
○○病院：皮膚科
処方日：8月8日 | | 1受付 | 診療科が異なっていても同じ医療機関コードであれば1受付 |

| 患者：Ｂさん
（社保）
△△クリニック
処日：8月8日 | | 患者：Ｂさん
（社保）
△△クリニック
処方日：8月9日 | | 1受付 | 処方箋使用期間内であれば処方日が異なっていても1受付 |

| 患者：Ｃさん
（社保）
○○病院：整形外科
処方日：8月8日 | | 患者：Ｃさん
（社保＋公費21）
○○病院：精神科
処方日：8月8日 | | 1受付 | 主保険が同じであれば公費あり処方箋と公費なし処方箋でも1受付 |

> 受け付けた処方箋の枚数とは異なるので、しっかりと理解しておきましょう。

● 「1受付」とならない例

| 患者：Ｃさん
（国保）
△△クリニック
処方日：8月8日 | | 患者：Ｃさん
（国保）
□□クリニック
処方日：8月8日 | | 別受付 | 医療機関コードが異なる場合は別受付
※同時に受け付けた場合、2つ目の調剤基本料は80/100となる |

| 患者：Ｄさん
（社保）
○○病院：内科
処方日：8月8日 | | 患者：Ｄさん
（社保）
○○病院：歯科
処方日：8月8日 | | 別受付 | 同じ病院でも歯科は医療機関コードが異なるため別受付
※同時に受け付けた場合、2つ目の調剤基本料は80/100となる |

| 患者：Ｅさん
（国保）
○○クリニック
処方日：8月8日 | | 患者：Ｅさん
（自費）
○○クリニック
処方日：8月8日 | | 別受付 | 自費や自賠責の処方箋などを同時に受け付けた場合は別受付 |

| column | 妥結率 |

妥結率とは、「保険薬局において購入された医療用医薬品の薬価総額」における「保険薬局と卸売販売業者との間で取引価格が定められた医療用医薬品の薬価総額」の割合です。

妥結率が5割以下の場合や、報告がされていない場合には、翌年4月1日から翌々年3月31日までの間、調剤基本料を所定の点数の100分の50に相当する点数で算定することになってしまいます（処方箋受付回数がひと月600回以下の保険薬局は除く）。

保険薬局は2018（平成30）年度より、毎年4月1日から9月30日までの期間における妥結率に係る実績を、10月1日から11月末日までに報告することになりました。これは、保険薬局と卸売販売業者の間で、保険薬局が購入する医薬品の取引価格がどの程度に設定されているかを報告するものです。報告にあたっては、「**妥結率等に係る報告書**」に妥結率等の必要事項を記載し、所管の厚生局事務所に提出します。ただし、チェーン薬局等の、同一グループ内の処方箋受付回数の合計がひと月に4万回を超えると判断されるグループに属する保険薬局では、添付書類として「**保険薬局と卸売販売業者で取引価格の決定に係る契約書の写し等妥結率の根拠となる資料**」（価格妥結状況等確認書等）の提出が必要です。

○妥結率の計算方法

$$妥結率\,(\%) = \frac{\text{保険薬局と卸売販売業者との間で}\\\text{取引価格が定められた医療用医薬品の薬価総額}}{\text{保険薬局において購入された医療用医薬品の薬価総額}} \times 100$$

●調剤基本料の加算 **Ⓑ**

調剤基本料に加えて、各薬局の機能や体制などが様々な要件に当てはまった場合に、加算を算定することができます。調剤基本料の加算の種類およびその要件は次表のとおりです。

●調剤基本料の加算の種類

加算	説明
地域支援体制加算	かかりつけ薬剤師が機能を発揮し、地域医療に貢献する保険薬局の体制などを評価するものです。
連携強化加算	他の保険薬局や保険医療機関、都道府県などとの連携により、災害や新興感染症の発生時などの非常時に必要な体制が整備されていることを評価するものです。
後発医薬品調剤体制加算	後発医薬品の使用割合が一定以上であることを評価するものです。
在宅薬学総合体制加算	在宅患者に対する薬学的管理や指導を行うために必要な体制を整備していることを評価するものです。
医療DX推進体制整備加算	オンライン資格確認により取得した診療情報や薬剤情報などを調剤に活用できる体制であり、電子処方箋や電子カルテ情報共有サービスを導入するなど、質の高い医療を提供するための医療DXに対応していることを評価するものです。

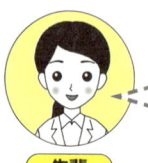

先輩

加算を算定するためには事前に届け出が必要なものもあるので、勤務先の薬局がどの加算を算定できるのか把握しておきましょう。

項目	主な要件	点数
地域支援体制加算1 地域支援体制加算2	調剤基本料1の保険薬局、基本体制＋必須1＋選択2以上	32点
	調剤基本料1の保険薬局、基本体制＋選択8以上	40点
地域支援体制加算3 地域支援体制加算4	調剤基本料1以外の保険薬局、基本体制＋必須2＋選択1以上	10点
	調剤基本料1以外の保険薬局、基本体制＋選択8以上	32点
連携強化加算	災害・新興感染症発生時等の対応体制	5点
後発医薬品調剤体制加算1、2、3	後発医薬品の調剤数量が80%以上、85%以上、90%以上	加算1：21点 2：28点 3：30点
後発医薬品減算	後発医薬品の調剤数量が50%以下、月600回以下の保険薬局を除く	▲5点
在宅薬学総合体制加算1	在宅患者訪問薬剤管理指導料等24回以上、緊急時等対応、医療・衛生材料等	15点
在宅薬学総合体制加算2	同加算1の算定要件、①医療用麻薬（注射薬含）の備蓄＆無菌製剤処理体制または②乳幼児・小児特定加算6回、かかりつけ薬剤師24回、高度管理医療機器ほか	50点
医療DX推進体制整備加算1	電子処方箋、電子薬歴、マイナ保険証45%以上、マイナポ相談ほか、月1回まで	10点
医療DX推進体制整備加算2	電子処方箋、電子薬歴、マイナ保険証30%以上、マイナポ相談ほか、月1回まで	8点
医療DX推進体制整備加算3	電子処方箋、電子薬歴、マイナ保険証15%以上ほか、月1回まで	6点

4

受付業務とレセコン入力

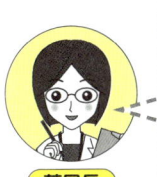

薬局長

医療DX推進体制整備加算の算定要件となるマイナ保険証利用率と点数は、2025（令和7）年4月に改定されました。
2024（令和6）年の調剤報酬改定で新設されてから3回目の改定となります。
今後もマイナ保険証の利用状況によって改定される可能性があります。

●薬剤調製料 C

薬剤調製料は、処方箋に基づいて調剤を行った際に算定することができ、内服薬や外用薬といった薬の種類によって算定する点数が決まっています。薬剤調製量の種類およびその要件は次表のとおりです。また、次ページから具体的な算定例を示します。

●薬剤調製料の種類

種類	説明
内服薬	口から服用する薬。
屯服薬	症状が出たときにだけ服用する薬。
浸煎薬 <small>しんせんやく</small>	生薬を薬局で浸煎し、液剤として調製したもの。
湯薬 <small>とうやく</small>	薬局で、2種以上の生薬(粗切、中切又は細切したもの)を混合調剤し、患者さんが服用するときに煎じる量ごとに分包したもの。
注射薬	インスリン製剤などの、患者さんが自宅で自己注射するもの。
外用薬	皮膚の表面や粘膜などに使用する薬。軟膏剤、貼付剤、吸入剤など。
内服用滴剤	内服用の液剤で、1回の使用量が極めて少量(1滴から数滴)であり、スポイトや滴瓶などで分割使用するもの。

●薬剤調製料の主な要件と点数

項目	主な要件	点数
薬剤調製料		
内服薬	1剤につき、3剤分まで	24点
屯服薬		21点
浸煎薬	1調剤につき、3調剤分まで	190点
湯薬	1調剤につき、3調剤分まで	7日分以下　190点 8〜27日分 190点 ＋10点／1日分 (8日目以上の部分) 28日分以上400点
注射薬		26点
外用薬	1調剤につき、3調剤分まで	10点
内服用滴剤	1調剤につき	10点

●算定例 ※浸煎薬、湯薬は割愛します

・内服薬

　内服薬は、1剤ごとに**薬剤調製料24点**を算定します。「剤」とは「用法」のことで、処方されている薬剤の数ではありません。複数の内服薬が処方されている場合、薬剤調製料を算定できるのは3剤までとなっています。

例1）すべて用法が異なる3剤

Rp 1）〇〇錠	1錠	朝食後	30日分‥‥‥24点
Rp 2）□□錠	2錠	朝夕食後	30日分‥‥‥24点
Rp 3）△△錠	3錠	毎食後	14日分‥‥‥24点

内服薬は3剤まで算定可能。

例2）内服薬が4剤

Rp 1）〇〇	1錠	朝食後	30日分‥‥‥24点
Rp 2）□□錠	2錠	朝夕食後	30日分‥‥‥24点
Rp 3）△△錠	3錠	毎食後	14日分‥‥‥24点
Rp 4）☆☆錠	1錠	就寝前	30日分‥‥‥0点

内服薬は3剤まで算定可能。
超過した1剤は算定しない。

例3）同じ用法がある3剤

Rp 1）〇〇錠	1錠	朝食後	30日分‥‥‥24点
Rp 2）□□錠	2錠	朝夕食後	30日分‥‥‥24点
Rp 3）△△錠	2錠	朝夕食後	14日分‥‥‥0点

Rp2とRp3はどちらも「朝夕食後」で用法が同じなので、別々に記載されていても1剤と判断する。

- **頓服薬**

　頓服薬は、受付1回につき**薬剤調製料21点**を算定します。複数の頓服薬が処方されていても算定できるのは21点のみです。

例）頓服薬が2種類

| Rp 1) 〇〇錠 | 1錠 | 疼痛時 | 5回分⋯⋯⋯**21点** |
| Rp 2) □□錠 | 1錠 | 腹痛時 | 10回分⋯⋯⋯**0点** |

> 頓服薬が2種類処方されているが、算定できるのは1つ。

- **内服用滴剤**

　内服用滴剤は、1調剤につき**薬剤調製料10点**を算定します。

例）内服用液剤が1種類

| Rp 1) 〇〇内用液 | 10mL | 便秘時 | 1回10滴⋯⋯⋯**10点** |

- **外用薬**

　外用薬は、1調剤ごとに**薬剤調製料10点**を算定します。「調剤」とは「調剤行為」のことで、外用薬では「調剤後の種類数」が「調剤数」となります。

例1）外用薬が3剤

Rp 1) 〇〇軟膏	10 g	1日2回	虫さされに塗布⋯⋯**10点**
Rp 2) □□テープ	14枚	1日1回	腰部に貼付⋯⋯⋯**10点**
Rp 3) △△点眼液	5mL	1日4回	両目に点眼⋯⋯⋯**10点**

> 外用薬は1調剤につき3つまで算定できる。

例2) 外用薬が4剤

Rp 1） ○○軟膏	10 g	1日2回	虫さされに塗布······10点
Rp 2） □□テープ	14枚	1日1回	腰部に貼付·········10点
Rp 3） △△点眼液	5mL	1日4回	両目に点眼·········10点
Rp 4） ☆☆点鼻液	1本	1日1回	両鼻腔に1回2噴霧····0点

> 超過した1剤については
> 算定できない。

例3) 混合調剤

Rp 1） ○○軟膏	50 g		
□□軟膏	50 g		
混合調剤	1日数回	湿疹部位に塗布··········10点	

> 2種類処方されているが、混
> 合するため1調剤と判断する。

・注射薬

　注射薬は、受付1回につき薬剤調製料26点を算定します。複数の注射薬が処方されていても、算定できるのは26点のみです。

例) 注射薬が2種類

Rp 1） ○○注　1キット　1日1回　朝食前 12単位················26点
Rp 2） □□注　2筒　1日2回　朝夕食直前 朝10単位 夕10単位··0点

● 薬剤調製料の加算 D

　条件を満たすことによって薬剤調製料の加算を算定することができます。調剤の際に散剤の混合などを行った場合や麻薬などの調剤を行った場合、開局時間外に処方箋を受け付けた場合などです。薬剤調製料の加算の種類と要件、点数は次表のとおりです。

● 薬剤調製料の加算の種類

加算	説明
無菌製剤処理加算	無菌室、クリーンベンチ、安全キャビネットなどの無菌環境の中で、無菌化した器具を使用し、注射薬を無菌的に製剤した場合に算定できます。
麻薬等加算 （麻薬、向精神薬、 覚醒剤原料、毒薬）	麻薬、向精神薬、覚醒剤原料、毒薬が処方に含まれている場合に算定できます。
自家製剤加算	医師の指示に基づき、患者さんが服用しやすいように錠剤を粉砕するなどの特殊な調剤を行った場合に算定できます。
計量混合調剤加算	2種類以上の医薬品(液剤、散剤、顆粒剤、軟・硬膏剤に限る)を、計量してから混合した場合に算定できます。
時間外・休日・ 深夜加算	時間外加算は、各都道府県における保険薬局の開局時間の実態と、患者さんの来局状況などを考慮して、一定の時間以外の時間(おおむね午前8時前と午後6時以降、休日加算の対象となる休日以外の休業日)に調剤した場合に算定できます。 休日加算は、日曜日と国民の祝日、1月2日・3日、12月29日・30日・31日に調剤した場合に算定できます。 深夜加算は、輪番制による深夜当番保険薬局や、深夜時間帯(午後10時から午前6時までの間)を開局時間としていない保険薬局などが、患者さんの急病などのやむを得ない理由により調剤した場合に算定できます。
夜間・休日等加算	夜間・休日等加算は、午後7時(土曜日は午後1時)から午前8時までの間(休日加算の対象となる休日を除く)と、休日加算の対象となる休日で保険薬局が表示する開局時間内の時間に調剤した場合に算定できます。

● 薬剤調製料の加算の主な要件と点数

項目	主な要件	点数
無菌製剤処理加算 　中心静脈栄養法用輸液	1日につき ※注射薬のみ 2以上の注射薬を混合	69点 （6歳未満 137点）
抗悪性腫瘍剤	2以上の注射薬を混合（生理食塩水等で希釈する場合を含む）	79点 （6歳未満 147点）
麻薬	麻薬を含む2以上の注射薬を混合（〃）または原液を無菌的に充填	69点 （6歳未満 137点）
麻薬等加算（麻薬、向精神薬、覚醒剤原料、毒薬）	1調剤につき	麻薬 70点、 麻薬以外 8点
自家製剤加算（内服薬） 　錠剤、丸剤、カプセル剤、 　散剤、顆粒剤、エキス剤	1調剤につき 錠剤を分割した場合は20/100に相当する点数を算定	7日分につき 20点
液剤		45点
自家製剤加算（屯服薬） 　錠剤、丸剤、カプセル剤、 　散剤、顆粒剤、エキス剤	1調剤につき	90点
液剤		45点
自家製剤加算（外用薬） 　錠剤、トローチ剤、軟・ 　硬膏剤、パップ剤、 　リニメント剤、坐剤	1調剤につき	90点
点眼剤、点鼻・点耳剤、 　浣腸剤		75点
液剤		45点
計量混合調剤加算 　液剤	1調剤につき ※内服薬・屯服薬・外用薬	35点
散剤、顆粒剤		45点
軟・硬膏剤		80点
時間外等加算 （時間外、休日、深夜）	基礎額＝調剤基本料（加算含）＋薬剤調製料＋ 　無菌製剤処理加算 　＋調剤管理料	基礎額の 100%（時間外）、 140%（休日）、 200%（深夜）
夜間・休日等加算	処方箋受付1回につき	40点

「時間外・休日・深夜加算」は薬局が閉局している場合、「夜間・休日等加算」は薬局が開局している場合、というポイントを押さえておきましょう！

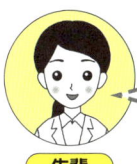

多くはレセコンの設定で自動入力されます。

先輩

4.4 薬学管理料

薬学管理料は、薬剤師による薬学的管理に対する点数で、服薬指導や薬剤情報の提供、薬歴管理、在宅医療への取り組みなどが対象となります。ここでは、薬局で算定することの多い薬学管理料とその加算について解説します（見出しのアルファベットはp.176〜177の表に対応）。

●調剤管理料 **E**

調剤管理料は、患者さんの服用している薬や副作用歴、アレルギー歴、お薬手帳の情報、**医薬品リスク管理計画**などに基づいて、受け付けた処方箋の処方内容について、薬剤師が薬学的分析と評価を行った上で、患者さんごとに必要な**薬学的管理**（薬歴や調剤録への記録）を行った場合に算定することができます。

●薬剤管理料の加算の主な要件と点数

項目	主な要件	点数
調剤管理料	処方箋受付1回につき、薬剤服用歴の記録・管理	7日分以下 4点
①内服薬あり	内服薬1剤につき、3剤分まで	8〜14日分 28点 15〜28日分 50点 29日分以上 60点
②①以外		4点

医薬品リスク管理計画

医薬品リスク管理計画（RMP：Risk Management Plan）は、医薬品の安全性を確保するために、医薬品の開発から販売されたあとまでの一貫したリスク管理を、1つの文書にわかりやすくまとめ、調査・試験やリスクを低減するための取り組みの進捗に合わせ、定期的に確実に評価が行われるようにするものです。

● 調剤管理料の加算 (F)

　処方内容に疑義が生じて、薬剤師が処方医に疑義照会を行った場合など
に、必要な要件を満たすことで調剤管理料の加算を算定することができま
す。調剤管理料の加算の種類と要件、点数は次表のとおりです。

● 調剤管理料の加算の種類

加算	説明
重複投薬・相互作用等防止加算	薬剤服用歴、患者さんやその家族などからの情報その他に基づき、処方医に対して連絡・確認を行って、処方が変更された場合。
調剤管理加算	複数の保険医療機関から合計で6種類以上の内服薬(特に規定するものを除く)が処方されている患者さんで、処方内容の変更により薬剤の変更や追加があった場合に、患者さんやその家族などから重複投薬、相互作用などの有無を確認した上で、お薬手帳、オンライン資格確認等システムからの診療情報、薬剤服用歴、患者さんから得られた情報などに基づき、服薬状況などの情報を一元的に把握し、必要な薬学的分析を行った場合。
医療情報取得加算	オンライン資格確認を導入している保険薬局で、患者に係る十分な情報を活用して調剤した場合。

● 調剤管理料の加算の主な要件と点数

項目	主な要件	点数
重複投薬・相互作用等防止加算	処方変更あり	残薬調整以外 40点 残薬調整 20点
調剤管理加算	複数医療機関から合計6種類以上の内服薬が処方されている患者	初来局時　3点 2回目以降 (処方変更・追加)3点
医療情報取得加算	オンライン資格確認体制、1年に1回まで	1点

●服薬管理指導料 G

服薬管理指導料は、薬剤師が患者さんの服用中の薬や過去の薬歴など
を確認した上で、処方薬をお渡しする際に、処方薬の服用に関する基本的
な説明や必要な指導を行った場合に算定することができます。

●服薬管理指導料の主な要件と点数

項目		主な要件	点数
服薬管理指導料		処方箋受付1回につき、薬剤情報提供・服薬指導	
	①通常（2・3以外）	3カ月以内の再調剤（手帳による情報提供あり）または それ以外	再調剤45点それ以外59点
	②介護老人福祉施設等入所者	ショートステイ等の利用者も対象、オンラインによる場合含む。月4回まで	45点
	③情報通信機器を使用（オンライン）	3カ月以内の再調剤（手帳による情報提供あり）または それ以外	再調剤45点それ以外59点
服薬管理指導料（特例）		3カ月以内の再調剤のうち手帳の活用実績が50%以下、加算は算定不可	13点
		処方箋受付1回につき、かかりつけ薬剤師との連携対応、かかりつけ薬剤師指導料等の算定患者	59点

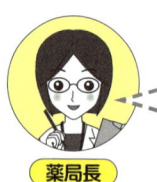

薬局長

> お薬をお渡ししたあとも、お薬の服用状況など
> の確認が必要であると薬剤師が判断した患者さ
> んに対して、継続的なフォローアップを行うこと
> も、服薬管理指導料を算定するためのポイント
> です。

●服薬管理指導料の加算 H

服薬指導の際に、必要な要件を満たした指導を実施することで、服薬管
理指導料の加算を算定することができます。主な服薬管理指導料の加算
には、麻薬管理指導加算、特定薬剤管理指導加算(1〜3)、乳幼児服薬指導
加算、小児特定加算、吸入薬指導加算があります。詳細は次表のとおりで
す。

● 服薬管理指導料の加算の種類

加算	説明
麻薬管理指導加算	患者さんやその家族などに対して、調剤後、継続的に電話などにより、投与される麻薬の服用状況、残薬の状況、保管状況について確認し、残薬の適切な取扱方法も含めた保管取扱い上の注意などに関して必要な指導を行い、麻薬による鎮痛などの効果や服薬中の体調の変化(副作用が疑われる症状など)の有無の確認を行い、必要な薬学的管理と指導を行った場合に算定できます。
特定薬剤管理指導加算(1〜3)	**特定薬剤管理指導加算1**は、服薬管理指導料を算定するに際に行った薬剤の管理や指導などに加えて、特に安全管理が必要な医薬品(ハイリスク薬)が処方された患者やその家族などに、その薬剤が特に安全管理が必要な医薬品である旨を伝え、これまでの指導内容なども踏まえて適切な指導を行った場合に算定できます。 **特定薬剤管理指導加算2**は、連携充実加算を届け出ている保険医療機関で抗悪性腫瘍剤を注射された悪性腫瘍の患者さんに対して、抗悪性腫瘍剤などを調剤する保険薬局の保険薬剤師が、所定の内容のすべてを実施した場合に算定できます。 **特定薬剤管理指導加算3**は、服薬管理指導料を算定する際に行った薬剤の管理や指導などに加えて、処方された医薬品について、保険薬剤師が患者さんに重点的な服薬指導が必要と認めて、必要な説明や指導を行ったときに、最初に処方された1回に限り算定できます。
乳幼児服薬指導加算	乳幼児の処方箋の受付の際に、年齢、体重、適切な剤形その他必要な事項などの確認を行った上で、患者さんやその家族などに対して適切な服薬方法、誤飲防止などの必要な服薬指導を行った場合に算定できます。
小児特定加算	児童福祉法の第56条の6第2項に規定する障害児である18歳未満の患者さんの処方箋を調剤するときに、患者さんやその家族などに、患者さんの服薬状況などを確認した上で、患者さんの状態に合わせた必要な薬学的管理や指導を行った場合に算定できます。
吸入薬指導加算	喘息や慢性閉塞性肺疾患の患者さんが吸入薬を適切に使用し、治療効果の向上や副作用の回避につながるように指導を行った場合に算定できます。

項目	主な要件	点数
麻薬管理指導加算		22点
特定薬剤管理指導加算1	厚生労働大臣が定める特に安全管理が必要な医薬品	新たに処方 10点 指導の必要 5点
特定薬剤管理指導加算2	抗悪性腫瘍剤の注射＆悪性腫瘍の治療に係る調剤、月1回まで	100点
特定薬剤管理指導加算3	イ）医薬品リスク管理計画に基づく指導、対象医薬品の最初の処方時1回まで	5点
	ロ）選定療養（長期収載品の選択）等の説明、対象薬の最初の処方時1回	10点
乳幼児服薬指導加算	6歳未満の乳幼児	12点
小児特定加算	医療的ケア児（18歳未満）	350点
吸入薬指導加算	喘息または慢性閉塞性肺疾患の患者、3月に1回まで	30点

●かかりつけ薬剤師指導料 Ⅰ

かかりつけ薬剤師が、保険医と連携して患者さんの服薬状況を一元的・継続的に把握した上で、患者さんに対して服薬指導などを行った場合に算定できます。

●かかりつけ薬剤師指導料の主な要件と点数

項目	主な要件	点数
かかりつけ薬剤師指導料	処方箋受付1回につき、服薬情報等提供料の併算定不可	76点
麻薬管理指導加算		22点
特定薬剤管理指導加算1	厚生労働大臣が定める特に安全管理が必要な医薬品	新たに処方 10点 指導の必要 5点
特定薬剤管理指導加算2	抗悪性腫瘍剤の注射＆悪性腫瘍の治療に係る調剤、月1回まで	100点
特定薬剤管理指導加算3	イ）医薬品リスク管理計画に基づく指導、対象医薬品の最初の処方時1回まで	5点
	ロ）選定療養（長期収載品の選択）等の説明、対象薬の最初の処方時1回	10点
乳幼児服薬指導加算	6歳未満の乳幼児	12点
小児特定加算	医療的ケア児（18歳未満）	350点
吸入薬指導加算	喘息または慢性閉塞性肺疾患の患者、3月に1回まで	30点
かかりつけ薬剤師包括管理料	処方箋受付1回につき	291点

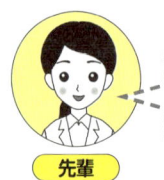

先輩

かかりつけ薬剤師指導料の加算は服薬管理指導料の加算と同じです。

●外来服薬支援料 Ⓙ

外来服薬支援料には1と2の区分があります。

外来服薬支援料1は、自己による服薬管理が困難な患者さんやその家族などからの求めや、保険医療機関の求めに応じて、保険薬局の保険薬剤師が、患者さんやその家族などが持参した服薬中の薬剤について、次の要件を満たした場合に算定できます。

> 治療上の必要性と服薬管理に係る支援の必要性を判断し、その薬剤を処方した保険医に了解を得た上で、一包化や服薬カレンダーなどの活用により薬剤を整理し、日々の服薬管理が容易になるように支援した場合。

外来服薬支援料2は、多種類の薬剤が投与されている患者さんが薬剤の飲み忘れや飲み誤りを防止することと、心身の特性により錠剤などを取り出して服用することが困難な患者さんに配慮することを目的として、次の要件を満たした場合に算定できます。

> 保険薬局の保険薬剤師が治療上の必要性が認められると判断した場合に、医師の了解を得た上で、一包化と必要な指導を行い、患者さんの服薬管理を支援した場合。

●外来服薬支援料の主な要件と点数

項目		主な要件	点数
外来服薬支援料1		月1回まで	185点
外来服薬支援料2		一包化支援、内服薬のみ	34点/7日分、43日分以上 240点
	施設連携加算	入所中の患者を訪問、施設職員と協働した服薬管理・支援、月1回まで	50点

●服用薬剤調整支援料 Ⓚ

服用薬剤調整支援料には1と2の区分があります。

服用薬剤調整支援料1は、内服を開始して4週間以上経過した、内服薬6種類以上を服用している患者さんに対して、次の要件を満たした場合に算定できます。

> 調剤している保険薬局の保険薬剤師が、患者さんの意向を踏まえて、服薬アドヒアランスの状況や副作用の可能性などを検討した上で、処方医に減薬の提案を行い、その結果として処方される内服薬が減少した場合。

服用薬剤調整支援料2は、複数の保険医療機関から内服薬が合計で6種類以上処方されている患者さんに対して、次の要件を満たした場合に算定できます。

> 患者さんやその家族などの求めに応じて、保険薬局の保険薬剤師が、重複投薬などの解消のために所定の取り組みをすべて行った場合。

●服用薬剤調整支援料の主な要件と点数

項目	主な要件	点数
服用薬剤調整支援料1	内服薬6種類以上→2種類以上減少、月1回まで	125点
服用薬剤調整支援料2	内服薬6種類以上→処方医への重複投薬等の解消提案、3月に1回まで 重複投薬等の解消の実績あり または それ以外	実績あり110点、それ以外90点

服薬アドヒアランス

Hint 医師から処方された薬を患者が納得して処方どおりに服用すること。かつては服薬コンプライアンスという言葉が使われていた。

●調剤後薬剤管理指導料 **L**

調剤後薬剤管理指導料には1と2の区分があります。

調剤後薬剤管理指導料1は、新たに糖尿病用剤が処方された患者に対し、薬物治療を適切に継続する観点から、次の要件を満たした場合に算定できます。

> 　地域支援体制加算を届け出ている保険薬局の保険薬剤師が、調剤後に電話などにより、その使用状況、患者さんの服薬中の体調の変化（副作用が疑われる症状等）の有無などについて、患者さんに確認し、必要な薬学的管理指導を行うとともに、その結果を受診中の保険医療機関に文書により情報提供した場合。

調剤後薬剤管理指導料2は、心疾患による入院歴があり、作用機序が異なる複数の治療薬の処方を受けている慢性心不全患者に対して、薬物治療を適切に継続するとともに、特に入院歴を有する方の再入院を抑制する観点から、次の要件を満たした場合に算定できます。

> 　地域支援体制加算を届け出ている保険薬局の保険薬剤師が、調剤後に電話などにより、その使用状況、患者さんの服薬中の体調の変化（副作用が疑われる症状等）の有無などについて、患者さんに確認し、必要な薬学的管理指導を行うとともに、その結果を受診中の保険医療機関に文書により情報提供した場合。

●薬調剤後薬剤管理指導料の加算の主な要件と点数

項目	主な要件	点数
調剤後薬剤管理指導料	地域支援体制加算の届出を行っている保険薬局、月1回まで 1) 糖尿病患者、糖尿病用剤の新たな処方または投薬内容の変更	60点
	2) 慢性心不全患者、心疾患による入院経験あり	60点

●服薬情報等提供料 Ⓜ と在宅患者訪問薬剤管理指導料 Ⓝ

　調剤後も患者さんの服薬状況などを把握し、保険医療機関に書面などで情報提供することで、**服薬情報等提供料**を算定できます。

　在宅患者訪問薬剤管理指導料は、在宅療養中で通院が困難な患者に対して、あらかじめ**在宅患者訪問薬剤管理指導**を行う旨を厚生局に届け出た保険薬局の保険薬剤師が、次の要件を満たした場合に算定できます。

> 　医師の指示に基づき、薬学的管理指導計画を策定し、患者宅を訪問し、薬歴管理、服薬指導、服薬支援、薬剤服用状況、薬剤保管状況と残薬有無の確認などの薬学的管理指導を行い、医師に対して訪問結果に関する情報提供を文書で行った場合。

●服用情報等提供料と在宅患者訪問薬剤管理指導料の主な要件と点数

項目	主な要件	点数
服薬情報等提供料1	保険医療機関からの求め、文書による情報提供、月1回まで	30点
服薬情報等提供料2	薬剤師が必要性ありと判断、文書による情報提供、月1回まで イ）保険医療機関、ロ）リフィル処方箋の調剤後、ハ）介護支援専門員	20点
服薬情報等提供料3	保険医療機関からの求め、入院予定患者、3月に1回まで	50点
在宅患者訪問薬剤管理指導料 ①単一建物患者1人 ②単一建物患者2～9人 ③単一建物患者10人以上 ④在宅患者オンライン薬剤管理指導料	在宅療養患者、医師の指示、薬学的管理指導計画 合わせて月4回まで（末期の悪性腫瘍の患者、注射による麻薬投与が必要な患者、中心静脈栄養法の患者は週2回＆月8回まで）保険薬剤師1人につき週40回まで（①～④合わせて）	650点 320点 290点 59点
麻薬管理指導加算	オンラインの場合は処方箋受付1回につき	100点 （オンライン22点）
在宅患者医療用麻薬持続注射療法加算	医療用麻薬持続注射療法を行っている在宅患者、オンライン不可	250点
乳幼児加算	6歳未満の乳幼児、オンラインの場合は処方箋受付1回につき	100点 （オンライン12点）
小児特定加算	医療的ケア児（18歳未満）、オンラインの場合は処方箋受付1回につき	450点 （オンライン350点）
在宅中心静脈栄養法加算	在宅中心静脈栄養法を行っている患者、オンライン不可	150点

●居宅療養管理指導費、介護予防居宅療養管理指導費 **O**

居宅療養管理指導は、次の患者さんが対象となります。

・介護保険サービスの利用できる65歳以上で要介護1～5（介護予防居宅療養管理指導は要支援1と2）と認定されている患者さん

・介護保険に加入している40歳以上で、がんや神経疾患などを含む16種類の特定疾病と診断され、医師が在宅医療の必要性を認めた患者さん

　薬剤師が行う内容は在宅患者訪問薬剤管理料と同じですが、医療保険を利用する場合は**在宅患者訪問薬剤管理指導料**、介護保険を利用する場合は**（介護予防）居宅療養管理指導費**を算定します。ただし、医療保険よりも介護保険が優先されるため、要介護認定（要支援認定）を受けている患者さんは（介護予防）居宅療養管理指導費を算定します。

4

受付業務とレセコン入力

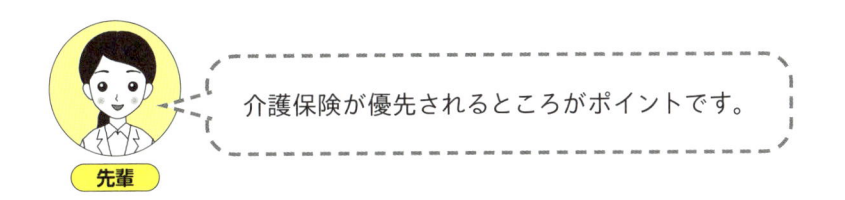

先輩

介護保険が優先されるところがポイントです。

●居宅療養管理指導費、介護予防居宅療養管理指導費の主な要件と点数

項目	主な要件	点数
居宅療養管理指導費、介護予防居宅療養管理指導費	《薬局の薬剤師の場合》	
①単一建物居住者 1人		518単位
②単一建物居住者 2～9人	合わせて月4回まで（末期の悪性腫瘍の患者、注射による麻薬投与が必要な患者、中心静脈栄養法の患者は週2回＆月8回まで）	379単位
③単一建物居住者 10人以上		342単位
④情報通信機器を用いた服薬指導		46単位
麻薬管理指導加算		100単位
医療用麻薬持続注射療法加算	医療用麻薬持続注射療法を行っている患者、オンライン不可	250単位
在宅中心静脈栄養法加算	在宅中心静脈栄養法を行っている患者、オンライン不可	150単位
特別地域加算		所定単位数の15％
中山間地域等小規模事業所加算		所定単位数の10％
中山間地域等居住者サービス提供加算		所定単位数の5％

●薬剤料

　薬剤料とは、薬剤ごとに国が定めた「薬価基準」(➡p.67参照)に基づいて算出される、処方箋に記載されている薬の値段です。薬自体の値段は「薬価」ですが、調剤報酬を算定する際の薬剤料は薬価と同じにはなりません。薬剤料の計算方法は以下のとおりです。

●計算方法

①所定単位ごとの薬価を合算する

　所定単位ごとの薬価を合算します。所定単位は、「内服薬:1剤1日分」「内服薬以外:1調剤分」です。

②次のルールに従って、所定単位ごとの薬価を点数に換算する

❶点数換算は「10円＝1点」

❷薬価15円以下＝1点

❸薬価15円を超える場合＝10円またはその端数を増すごとに1点加算

❶は薬価を10で割ることを意味しています。

❷と❸は、薬価を10で割った値の小数点以下を「五捨五超入」することを意味しています。

よく聞く「四捨五入」は「4以下は切り捨て、5以上は切り上げ」ですが、「五捨五超入」では「5以下は切り捨て、5より大きければ切り上げ」となります。

例)7.5　⇒ 7(小数点以下が0.5ピッタリなので切り捨て)

　　7.51 ⇒ 8(小数点以下が0.5よりも大きいので切り上げ)

③所定単位ごとの点数に投与単位をかける

②で換算した点数に、内服薬は「日数」、内服薬以外は「調剤数」をかけて、点数を計算します。

●計算方法の例

例1）内服薬①

Rp.1）A錠100mg　　2錠（1錠：10.7円）　1日2回　　朝夕食後　　5日分	
Rp.2）B散10%　　　2ｇ（1ｇ：8.4円）　1日2回　　朝夕食後　　5日分	

服用時点が同じなので所定単位は1剤

①薬価を合算：（10.7円×2錠）+（8.4円×2ｇ）= 38.2円
②点数に換算：38.2円／10 = 3.82点 ⇒ 4点　［五捨五超入］
③処方日数をかける：4点×5日分 = 20点

薬剤料：20点

例2）内服薬②

Rp.1）A錠100mg　　　2錠（1錠：10.7円）　1日2回　　朝夕食後　7日分	
Rp.2）C錠20mg　　　3錠（1錠：12.6円）　1日3回　　毎食後　　7日分	

服用時点が異なるので所定単位は2剤

①薬価を合算：10.7円×2錠 = 21.4円
　　　　　　　12.6円×3錠 = 37.8円
②点数に換算：21.4円／10 = 2.14点 ⇒ 2点　［五捨五超入］
　　　　　　　37.8円／10 = 3.78点 ⇒ 4点　［五捨五超入］
③処方日数をかける：2点×7日分 = 14点
　　　　　　　　　　4点×7日分 = 28点

薬剤料：42点

例3）外用薬①

| Rp.1) D軟膏 | 10 g (1 g：5.5円) | 1日3回 | 体に塗布 |
| Rp.2) Eクリーム | 20 g (1 g：16.6円) | 1日2回 | 顔に塗布 |

所定単位は2調剤

①薬価を合算： 5.5円×10 g ＝ 55円
16.6円×20 g ＝ 332円

②点数に換算： 55円／10 ＝ 5.5点 ⇒ 5点 ［五捨五超入］
332円／10 ＝ 33.2点 ⇒ 33点 ［五捨五超入］

③調剤数をかける： 5点×1調剤分 ＝ 5点
33点×1調剤分 ＝ 33点

薬剤料：38点

例4）外用薬②

| Rp.1) F軟膏 | 25 g (1 g：7.5円) | | |
| G軟膏 | 25 g (1 g：9.5円) | 混合 1日2回 | 全身に塗布 |

外用薬を混合する場合は1調剤

①薬価を合算：(7.5円×25 g)＋(9.5円×25 g) ＝ 425円

②点数に換算： 425円／10 ＝ 42.5点 ⇒ 42点 ［五捨五超入］

③調剤数をかける：42点×1調剤分 ＝ 42点

薬剤料：42点

●特定保険医療材料料

　特定保険医療材料料は、注射針などの治療に用いられる医療材料の値段です。調剤報酬算定の際には、国が定めた医療材料ごとの点数から特定保険医療材料を算出します。

●特定保険医療材料の例

> ・インスリン製剤等注射用ディスポーザブル注射器
> ・ヒト成長ホルモン剤注射用ディスポーザブル注射器
> ・在宅中心静脈栄養用輸液セット
> ・在宅寝たきり患者処置用栄養用ディスポーザブルカテーテル
> ・万年筆型注入器用注射針
> ・携帯型ディスポーザブル注入ポンプ
> ・皮膚欠損用創傷被覆材

薬局で扱う特定保険医療材料は？

薬局では、患者さんが自宅で自己注射をする際に用いる注射針が、最もよく取り扱う特定保険医療材料でしょう。

在宅を積極的に行っている薬局では、その他の特定保険医療材料も取り扱っていることがあるので、勤務先の薬局で取り扱っている特定保険医療材料を確認しておきましょう。

column 処方箋で用いられる略称

　現在、ほとんどの医療機関がレセコンから出力された処方箋を発行していますが、手書きの処方箋を発行している医療機関もあります。その際、服用方法などが略語で記載されていることがあります。処方箋に使用される主な略語を表にまとめたので、確認しておくといいでしょう。

日本語	略語☆
朝	M.／m.
昼	T.
夕	A.／v.
夜	N.／n.
食前	v.d.E.／a.c.
食後	n.d.E.／p.c.
食直後	sof.n.d.E.／stat.p.c.
食間	z.d.E.／i.c.
就寝前	v.d.S.／h.s.
1日1回	s.i.d.

日本語	略語
1日2回	b.i.d.
1日3回	t.i.d.
頓服（必要時）	p.r.n.
錠剤	Tab
カプセル	Cap
散剤	Pulv
シロップ	Syr
ローション	Lot
含嗽剤	Garg
坐剤	Suppo

☆**略語**　ラテン語やドイツ語がもとになっている。

第 ⑤ 章

調剤補助業務

ここでは、調剤事務員にも認められた、
薬剤師の調剤業務を補助する
業務について見ていきましょう。

調剤補助業務

調剤業務は薬剤師のみが行える業務ですが、法律で定められている一部の業務に関しては、調剤事務員が補助的に行うことができます。また、調剤業務以外の薬局内の医薬品にかかわる業務の中にも、調剤事務員がサポートできることがあります。

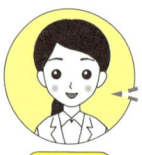

先輩

調剤補助業務の規制が緩和されて、私たち調剤事務員ができる仕事が増えたのよ。

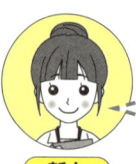

新人

活躍できる場が広がったということですね！

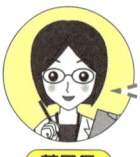

薬局長

薬剤師はそのぶん、対人業務に注力することになったの。だから調剤事務員の皆さんを頼りにしています。

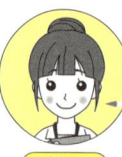

新人

頑張ります！

●調剤補助業務の規制緩和

調剤は原則として薬剤師のみが行える独占業務ですが、2019(平成31)年4月2日に厚生労働省より発出された「**調剤業務のあり方について**」という通知(「**0402通知**」と呼ばれています)により、一部の業務は薬剤師以外の人でも行えるようになりました。

●「0402通知」の抜粋

調剤に最終的な責任を有する薬剤師の指示に基づき、以下のいずれも満たす業務を薬剤師以外の者が実施することは、差し支えないこと。なお、この場合であっても、調剤した薬剤の最終的な確認は、当該薬剤師が自ら行う必要があること。

・当該薬剤師の目が現実に届く限度の場所で実施されること
・薬剤師の薬学的知見も踏まえ、処方箋に基づいて調剤した薬剤の品質等に影響がなく、結果として調剤した薬剤を服用する患者に危害の及ぶことがないこと
・当該業務を行う者が、判断を加える余地に乏しい機械的な作業であること

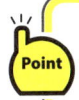

0402通知で調剤事務員の活躍の幅が広がりました。そして、薬剤師はより患者対応に注力できるようになりました。
薬局におけるタスクシフトのかたちです。

調剤事務員ができる調剤補助業務

先述のとおり調剤は薬剤師の独占業務であり、調剤事務員の業務はその補助業務となります。「0402通知」では、具体的な業務も示されています。調剤事務員ができる調剤補助業務には、ピッキング、一包化の包数確認、納入医薬品の棚入れなどがあります。

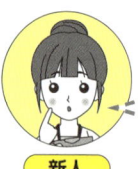

新人

調剤事務員って、調剤に関して何でもできるわけじゃないんですね。

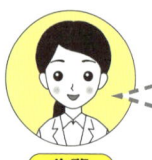

先輩

調剤は薬剤師が行うものです。調剤事務員ができるのはあくまで「調剤補助」なんです。できる範囲をしっかり理解しておきましょう！

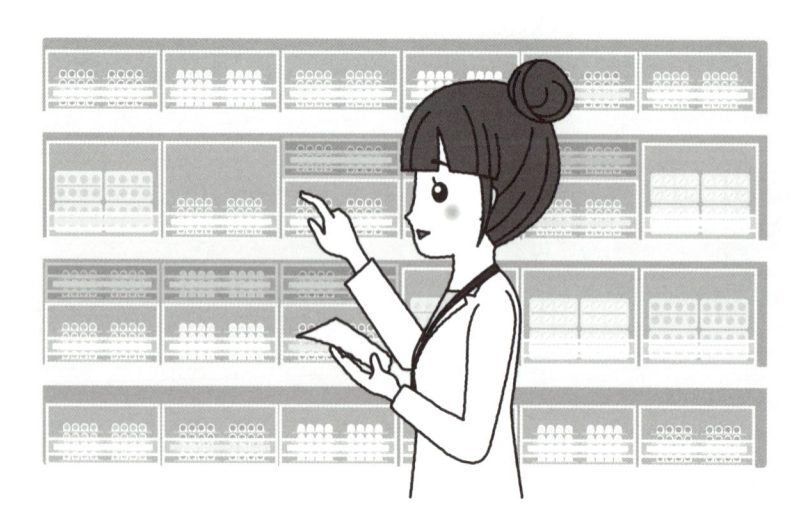

●医薬品の取りそろえ（ピッキング）

調剤事務員は、処方箋に記載された医薬品を「**PTPシートまたはこれに準ずる包装をされたままの状態で必要な数量取りそろえる業務**」を行うことができます。いわゆる**ピッキング**といわれる業務です。ピッキングを行う際は、調剤に最終的に責任を持つ薬剤師の指示に基づいて、その薬剤師の目が届く場所で行う必要があります。

●ピッキングのポイント

ピッキングをする前に	・薬剤師にピッキングの指示をもらう ・手指の消毒をする
薬剤名の確認	・第2章（➡ p.85）の医療用医薬品の商品名の構成をもとに、ピッキングする薬剤を確認 ・先発品なのか後発品なのかを確認
錠剤のピッキング	・「1日の錠数」「1回の錠数」「何日分か」「何回に分けて飲むか」に注意して、ピッキングする錠数を計算 ・PTPシートに爪などで穴をあけないように注意 ・ハサミを用いてPTPシートを切る場合には、破損しないように注意 ※医薬品によっては、指定の場所以外をハサミで切らないように指示がある
粉薬のピッキング	・処方箋に「g」で表記されているものは、分包品の1包に何g入っているのかを確認し、ピッキングする包数を計算
軟膏やローションのピッキング	・医薬品ごとに「5g」「10g」「20mL」など、1本に入っている容量が異なるので注意 ※同じ医薬品でも、「25g」「50g」など複数の容量が存在するものもある
湿布薬のピッキング	・1袋に入っている枚数は「6枚」「7枚」などと異なっているため、枚数を必ず確認 ・「テープ」と「パップ」を間違えないように注意
漢方薬のピッキング	・「当帰四逆加呉茱萸生姜湯（とうきしぎゃくかごしゅゆしょうきょうとう）」のように、名前が長いものや難しい漢字が使われているものもあるため、1字ずつ確認 ・「柴胡加竜骨牡蛎湯（さいこかりゅうこつぼれいとう）」と「桂枝加竜骨牡蛎湯（けいしかりゅうこつぼれいとう）」のように似ている名前のものも多いので注意

一包化の包数確認

　一包化とは、朝食後や夕食後といった服用時点ごとに処方薬を1包ずつ分けて調剤することです。調剤事務員は、薬剤師が一包化されたものの監査を行う前に、一包化された医薬品の数量を確認する業務を行うことができます。その際も、ピッキングを行うときと同様、調剤に最終的な責任を持つ薬剤師の指示に基づいて、その薬剤師の目が届く場所で行う必要があります。

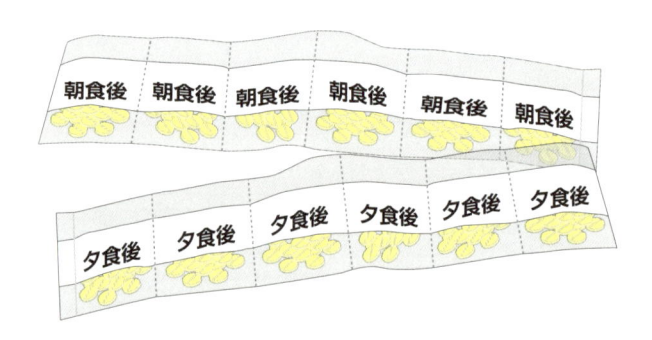

納品された医薬品の棚入れ

　納品された医薬品を調剤室内の薬品棚にしまう行為は、調剤に該当しない行為として調剤事務員も行うことができます。医薬品卸から納品された医薬品の検品が完了したものについて、薬剤師の指示に従って薬品棚にしまいます。類似した名称の医薬品も多く、劇薬や向精神薬などは保管場所を分けるなどのルールもあるため、しまう場所を間違えないよう十分注意してください。

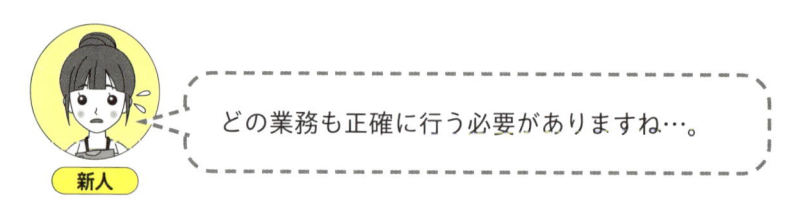

新人

どの業務も正確に行う必要がありますね…。

●お薬カレンダーへのセット

調剤が完了している処方薬について、薬剤師の在宅業務(患者さん宅への訪問)に同行したときなど、患者さんのお薬カレンダーにセットする行為は、調剤に該当しない行為として調剤事務員も行うことができます。患者さんはお薬カレンダーにセットしたとおりに服用するため、服用時点を間違えてセットすることのないよう、慎重に行います。

●お薬カレンダーの例

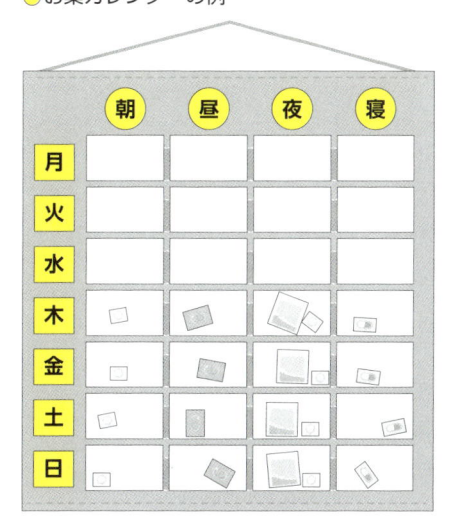

●患者さん宅へのお届け

薬剤師による服薬指導が完了している場合に、処方薬を患者さんの自宅へお届けする行為は、調剤に該当しない行為として調剤事務員も行うことができます。患者さんの自宅に伺うので、薬局のスタッフであることがわかるように名札などを持参しましょう。

●調剤事務員ができない調剤業務

調剤は薬剤師の独占業務であるため、ここまでに紹介した調剤補助業務以外は調剤事務員が行うことはできません。具体的には、軟膏剤、水剤、散剤などの医薬品を直接、計量・混合する行為などです。

軟膏剤、水剤、散剤の計量・混合などは、「0402通知」以後も従来どおり、薬剤師以外の者が行った場合は薬剤師法第19条に抵触するとされています。

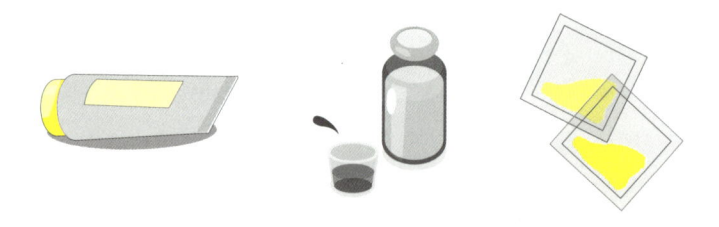

Advice

薬局によってルールが異なることも

調剤補助業務については、調剤事務員が行うことのできる範囲や内容にルールを設けている薬局もあります。必ず勤務先の薬局のルールに従ってください。

第 **6** 章

レセプト

ここでは、薬局の収入に直結する非常に
重要な業務である、レセプト請求について
見ていきましょう。

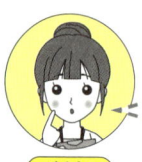

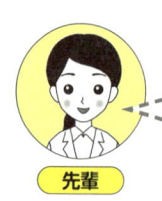

6.1 レセプトの基礎知識

調剤事務員の業務の中で最も重要なものの1つがレセプト業務です。薬局の収入に直結するため、慎重に行う必要があります。

新人
レセプトって、調剤事務員にとってどんな仕事なんですか？

先輩
レセプトは、調剤事務員の中でも特に重要な仕事の1つ。患者さんが薬局で支払う窓口負担は通常3割だけど、残りの7割は保険から支払われます。その保険分をまとめて請求するのがレセプト業務です。

● レセプト

　保険薬局で処方箋調剤を行ったときの会計は、患者さんに窓口で支払っていただく自己負担と、保険証の発行元である保険者が負担する保険請求に分けられます。この、保険者に請求する際の請求書を「**レセプト（調剤報酬明細書）**」といいます。

● レセプトの概要

　レセプトは、毎月1日から末日までに受け付けて調剤済みとなった処方箋の調剤報酬について、「1患者」「1医療機関コード」「1主保険」ごとに「1カ月につき1件」作成します。

● レセプトの提出先（➡p.218参照）

　レセプトの提出先は各保険者ですが、レセプトの受付窓口は**社会保険診療報酬支払基金（社保支払基金）**および各都道府県の**国民健康保険団体連合会（国保連合会）**という**審査支払機関**です。そのため、実際には審査支払機関にレセプトを送付します。レセプトの送付には、紙媒体やCD-Rを郵送する方法もありますが、現在では多くの薬局が「オンライン請求」を導入しており、オンラインでレセプトデータを審査支払機関に送っています。

● レセプトの請求期間と支払い

　レセプトは月末締めで、調剤した翌月の1日から10日まで（オンライン請求の受付期間は5日から10日まで）の間で保険者に請求します。

　レセプトの送付が完了したのち、内容に不備がなければ、2カ月後の20日過ぎ頃に審査支払機関から薬局に調剤報酬が支払われます。

● 返戻（➡p.219参照）

　送付したレセプトの中で、患者さんの個人情報や保険情報、調剤報酬の算定内容などに不備があった場合は、レセプトの差し戻し（返戻）が行われ、調剤報酬の支払いは保留にされます。

Advice

調剤報酬はいつ支払われる？

レセプトを送付してから調剤報酬が入金されるまでの例は次のとおりです。

> 例）7月調剤分
> 　➡8月10日までにレセプト送付
> 　➡9月20日過ぎに調剤報酬が入金

●レセプト様式の見本

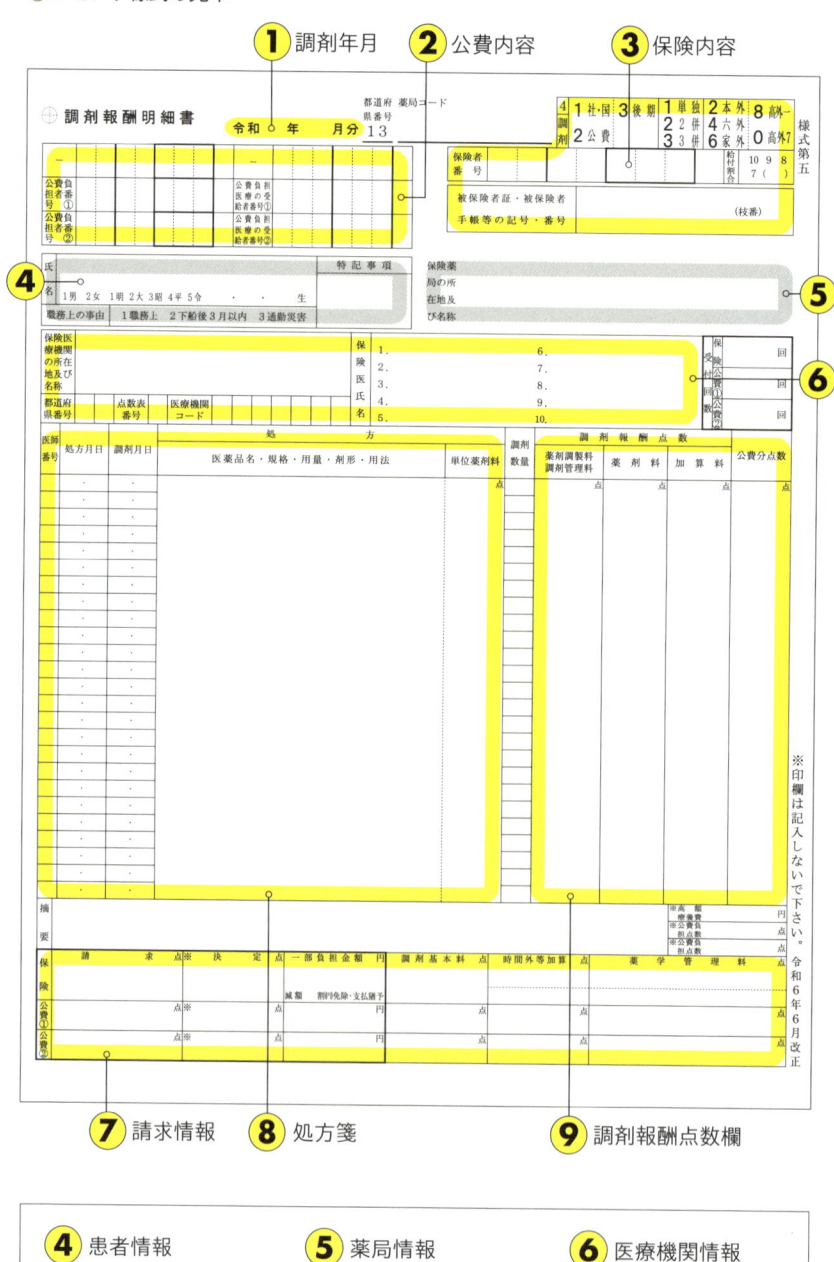

① 調剤年月　　**②** 公費内容　　**③** 保険内容

⑦ 請求情報　　**⑧** 処方箋　　**⑨** 調剤報酬点数欄

④ 患者情報　　**⑤** 薬局情報　　**⑥** 医療機関情報

●審査支払機関とは

　レセプトの提出先である**審査支払機関**とはどんな組織でしょうか。審査支払機関は、その名のとおり審査と支払いをする機関です。レセプト内容を審査し、問題がなければ保険者に調剤報酬の請求を行い、保険者から保険薬局への調剤報酬の支払いを代行します。

　審査支払機関には社会保険診療報酬支払基金（社保支払基金）および各都道府県の国民健康保険団体連合会（国保連合会）があり、社保支払基金は健康保険組合や協会けんぽなどへのレセプトについて、国保連合会は国民健康保険と後期高齢者医療のレセプトについて審査・支払いを行います。

●社会保険診療報酬支払基金のホームページ

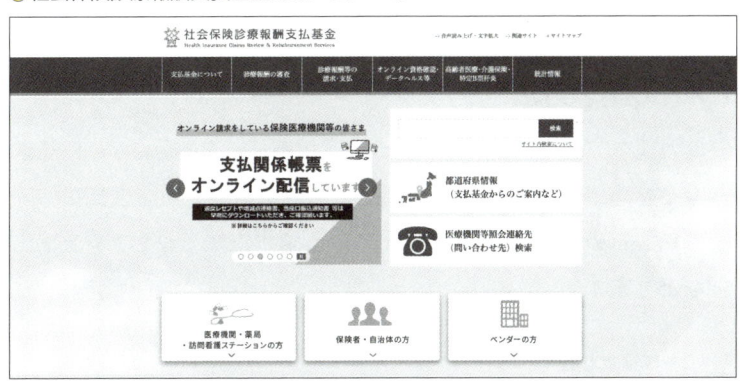

https://www.ssk.or.jp/index.html

●東京都国民健康保険団体連合会のホームページ

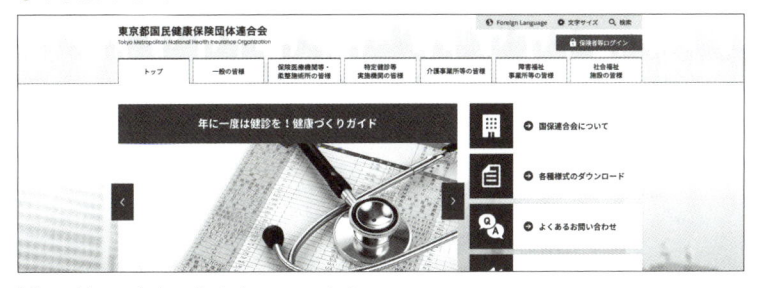

https://www.tokyo-kokuhoren.or.jp/
審査に関するQ&Aが掲載されている。

●レセプトの提出先

レセプトを送付する際の窓口となるのは、前述したとおり（➡p.215参照）、審査支払機関である**社保支払基金**と**国保連合会**です（厳密にいえば、労災や自賠責など、その他の窓口へ提出するレセプトもあります）。それぞれの審査支払機関に提出するレセプトの種類は次表のとおりです。

●主なレセプトの提出先

社保支払基金へ提出するレセプト	社保、公費単独
国保連合会へ提出するレセプト	国保、後期高齢者、都道府県公費、介護
その他のレセプト （カッコ内は提出済み）	市区町村独自で助成している公費（市役所などの担当課）、労災レセプト（労働基準監督署など）、自賠責レセプト（各保険会社）

●レセプトの請求方法

レセプトの請求方法には、次表に示す種類があります。薬局ごとに請求方法が異なるため確認しておきましょう。請求方法は事前に審査支払機関に届け出ているため、原則として届け出ている請求方法でレセプトを提出する必要があります。

●レセプトの主な請求方法

オンライン請求	レセプトデータをオンラインで送付する請求方法。今日ではほとんどの薬局が利用している。
紙レセプト	レセプトを手書きや印刷した紙媒体で郵送する請求方法。
CD-Rやフロッピーディスクで請求	レセプトデータをCD-Rやフロッピーディスクに保存して郵送する請求方法。

●返戻

返戻（へんれい）とは、レセプトの内容に不備があった場合にレセプトが差し戻されることで、返戻になったレセプトの調剤報酬は支払われません。そのため、返戻を限りなくゼロにすることは、レセプト業務を任された調剤事務員にとっては非常に重要です。また、レセプト業務を行わない調剤事務員も、日々のレセコンへの入力ミスを減らすことが、返戻を減らすことにつながります。よくある返戻事例を次ページの表にまとめたので、日々の業務の中で意識しておくとよいでしょう。

返戻をなくすために、次のポイントを意識しましょう。

❶オンライン資格確認システムや保険証、資格確認証などを利用して、保険情報の確認を徹底する。

❷患者情報の入力の際は思い込みを捨てて、処方箋、オンライン資格確認システム、保険証、資格確認証での確認を怠らない。

❸再来局の患者さんについては、漠然とレセコン入力をするのではなく、保険情報が変わっていないかを常に意識する。

返戻は経営にも影響する

例えば、自己負担割合を3割とすれば、残りの7割は後日、保険者から支払われます。しかし、返戻となれば、そのぶんの調剤報酬は支払われません。7割ですから大きいですよね。

これは薬局経営にも大きな影響を及ぼします。そのため調剤事務員は、返戻を可能な限りなくすという重要な役割があるのです。

●よくある返戻事例

保険情報が違う	レセコン入力の際に、保険情報を間違って入力したケースです。 記号・番号・枝番の数字入力のミスや、社保での本人・家族の間違い、負担割合の間違いなどがあります。 オンライン資格確認システムや保険証・資格確認証での確認によって、未然に防ぐことができます。
患者情報が違う	レセコン入力の際に、患者情報を間違って入力したケースです。 名前から性別を判断したら違っていたケースや、生年月日を入力ミスしているケースなどがあります。 オンライン資格確認システムや保険証・資格確認証で確認するようにしましょう。
保険が変わっていた	保険資格が喪失しているケースです。 患者さんの保険情報が切り替わっているにもかかわらず、古い保険情報のままレセコン入力をしてしまったときなどに起こります。 現在は、電子レセプトの「振替・分割」の開始により、これまで返戻となっていた資格喪失後のレセプトは、新資格が判明した場合に、返戻されることなく新資格の保険者へ送付することが可能となっています。 それでも、正しいレセプトを提出するために、処方箋の保険情報やオンライン資格確認システム、保険証資格確認証で確認することを心がけましょう。

●レセプトの審査方法

　審査支払機関がどのようにレセプトを審査しているかを知っておくことも大切です。主なものに「レセプト点検」「縦覧点検」「突合点検」があります。これらの審査の結果、不備が見つかったレセプトが返戻となります。

●審査支払機関によるレセプト審査の例

レセプト点検	当月に提出されたレセプトに不備がないかを、1つずつチェックします。
縦覧点検	同じ患者さんの過去6カ月分のレセプトと当月のレセプトについて、処方日数が適正か、処方薬の重複がないかなどをチェックします。
縦覧点検	同じ患者さんの処方元医療機関のレセプトと、薬局のレセプトを突き合わせて、医療機関のレセプトに記載されている傷病名と、薬局のレセプトに記載されている調剤内容が適切であるかをチェックします。

●再請求と再審査請求

返戻となったレセプトや調剤報酬点数が減点となったレセプトは、**再請求**や**再審査請求**という手段によって、審査支払機関に再度請求し直すことができます。

●再請求と再審査請求

再請求	返戻となったレセプトの内容を適切なものに修正して、再度請求することです。
再審査請求	返戻以外の理由で調剤報酬点数が減点となったレセプトについて、減点された点数を復活させてもらうために、点数を算定した理由を記載して再度審査してもらうように請求することです。

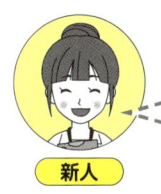

新人

> 返戻があっても、やり直す方法があるんですね！
> （ちょっと安心しました…）

●レセプトの取下げ

レセプトを提出したのちに、提出したレセプトの記載ミスが判明した場合や、労災などに資格変更があった場合などでは、「**レセプトの取下げ**」を行います。

レセプトの取下げは、**社保支払基金**や**国保連合会**に紙の「**再審査等請求書**」（次ページ）を送付する方法と、**オンライン請求システム**（➡ p.227〜232参照）で提供されている「**医療機関再審査等請求ファイル作成ツール**」を用いて再審査等請求ファイルを作成し、オンラインにより請求する方法があります。

● 再審査等請求書

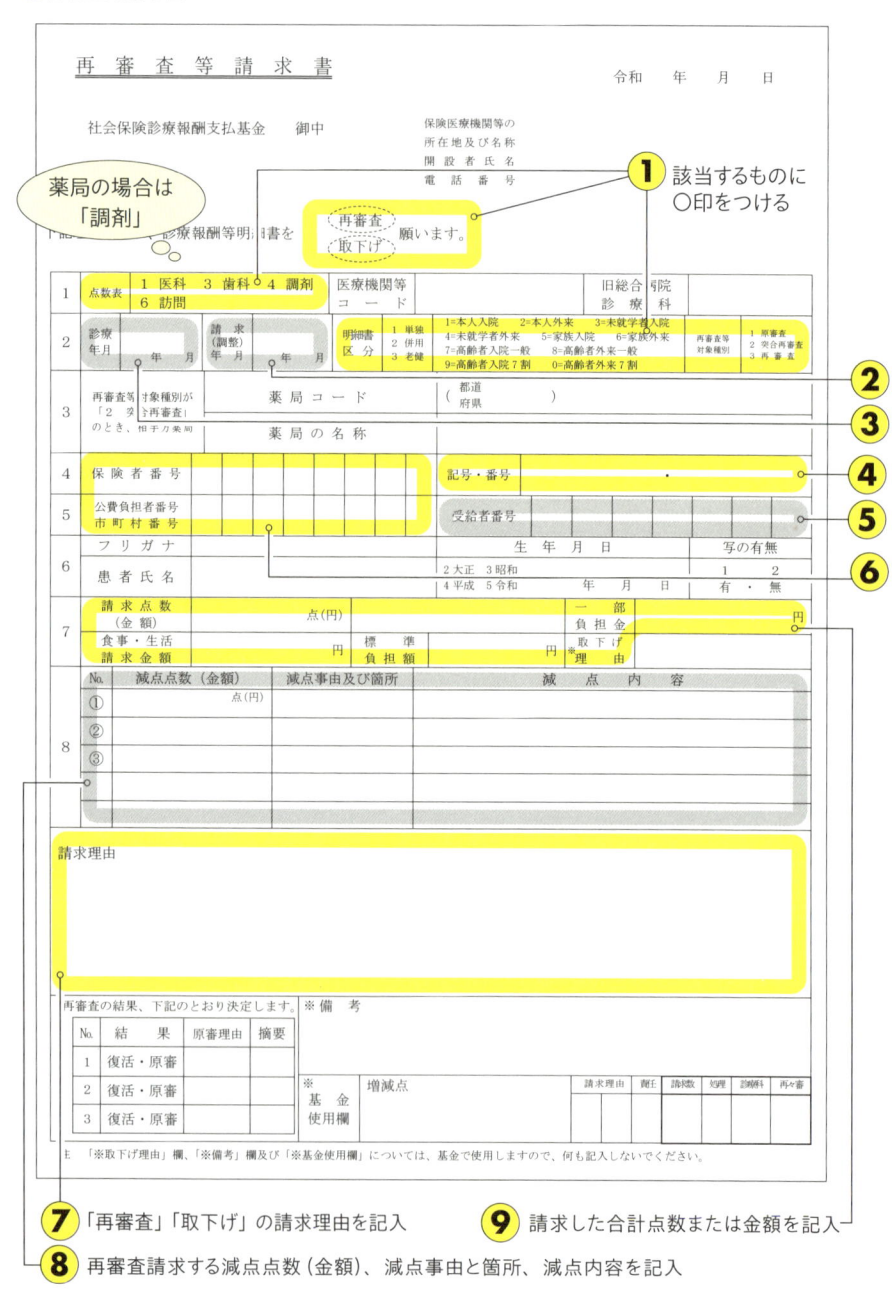

●審査支払機関から届く通知書

　審査支払機関に提出したレセプトが返戻となった場合や、調剤報酬点数が減点となった場合、審査支払機関から以下のような通知書が届きます。届いた通知書で返戻などになった理由の詳細を確認し、再請求などの処理を行います。

●再審査等支払調整額通知票

　再審査等支払調整額通知票は、返戻の扱いとなった場合に、提出されたレセプト内容の誤りを薬局に通知するものです。通知されたレセプトの内容を正しく修正して再請求することで、調剤報酬が支払われます。

　よくあるレセプト内容の誤りの例としては、「保険が資格喪失している」「生年月日や年齢などの誤り」「保険証の記号・番号・枝番の誤り」などがあります。

●過誤調整結果通知書

　過誤調整結果通知書は、提出されたレセプトについて「調剤報酬点数のうち○○点を減点しました」という内容を通知するものです。レセコン入力の際に、適切でない調剤報酬の加算を算定したときなどに減点されます。

　減点理由の例として、「自家製剤加算の算定対象とならない薬剤について、自家製剤加算が算定されている」「ハイリスク薬が処方されていないのに、ハイリスク加算が算定されている」などがあります。

減点を回避するためには、疑義照会を適切に行うこと、適切なコメントをレセプト摘要欄に記載しておくことが重要です。

●突合点検調整額連絡票

　突合点検調整額連絡票は、処方箋の内容が添付文書に記載されている用法・用量と異なる場合などに、「薬局で算定した薬剤調製料と薬剤料について、処方元医療機関への支払いから減点しました」という内容を通知するものです。保険医療機関ではなく、薬局に責任があるケースでは、保険医療機関側からの申し出により、薬局への支払いから減点されることもあります。

　疑義照会が必要な処方内容であるケースがほとんどなので、減点を回避するためには、疑義照会を行って処方内容を変更してもらうか、処方内容を変更しない理由をレセプト摘要欄に記載しておくことが重要です。

●レセプトの請求時効

　レセプトの請求には時効があり、時効を過ぎたレセプトは請求ができなくなってしまうため、注意が必要です。

　レセプト請求の時効は、2020年3月調剤分までは3年間でしたが、法改正により、2020年4月調剤分以降は5年間となっています。

レセプトの時効の起算日は？

時効の起算日は調剤翌月の1日からとなっています。

例）2024年7月7日調剤分➡起算日：2024年8月1日

　　➡2029年7月31日まで請求可能

　　2020年4月調剤分以降なので、時効まで5年間

レセプト業務の流れと ポイント

レセプト業務は、落ち着いて正確に行うことが大切です。レセプト業務の流れとポイントを確認しましょう。

先輩の佐藤さんはレセプト業務の資料をデスクに広げました。

新人

なんだか難しそうですね…。

先輩

大丈夫よ！ 慌てず丁寧に進めればきちんとできるようになるから、安心してね。

● レセプト業務の流れ

レセプト業務は請求期間だけではなく、前の月のレセプト業務が終わってから始まっています。

● レセプト業務の流れ

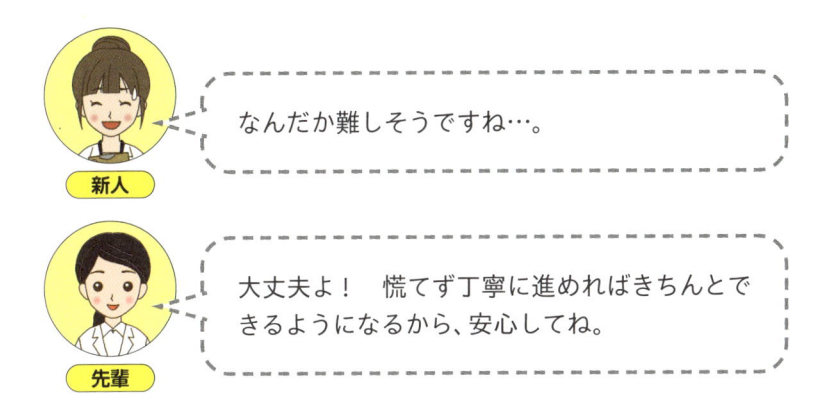

● 返戻処理

返戻や減点になったレセプトは、月のはじめにオンライン請求システム上で確認することができます。返戻や減点がある場合、内容を確認し、必要に応じて再請求や再審査請求の対応を進めます。

返戻や減点になったレセプトがある場合には、10日までのレセプト提出に間に合わせて一緒に請求するか、翌月以降のレセプトと一緒に請求します。

● 生活保護の調剤券の請求

生活保護の患者さんの処方箋を受け付けた際は、調剤券を市区町村の福祉課などに毎月請求し、調剤券の交付番号をレセプトに記載する必要があります。調剤券の請求方法は、電話やFAXなど、市区町村ごとに異なります。郵送で調剤券が届くまでには時間がかかるため、レセプトの提出に間に合うよう、月末までには調剤券の請求をしましょう（➡p.136参照）。

また、医療扶助のオンライン資格確認が導入されている薬局では、オンライン資格確認により調剤券の確認が可能となっています。

● レセプト準備

月末までに、1カ月分の処方箋と調剤録を確認し、保険証の記号・番号・枝番などの患者情報や調剤報酬点数の入力に誤りがないかをチェックして、修正が必要な場合は修正処理を行います。また、月末に来局して処方薬のお渡しができていない患者さんや、薬歴が未記載の患者さんのレセプトは請求できないため、そのような患者さんがいないかも確認します。

● レセプト作成

レセプトの提出を行う前には、必ずレセプトデータを仮作成し、エラーチェックを行います。オンライン請求システムでは、試験モードでレセプトデータを仮送信することで、エラーチェックができます。エラーがあれば修正します。

また、返戻レセプトなどの「当月分のレセプトに追加して提出するレセプト」と、来月以降に提出する「当月分から外すレセプト」を確認し、追加と保留の処理を行います。追加と保留のレセプトの例を次表に示します。

追加するレセプト	再請求する返戻レセプト、自費から保険に切り替えるレセプト、申請中で公費番号不明などの理由で保留していたレセプト
外すレセプト	投薬が完了していないレセプト、薬歴未記載のレセプト、生活保護調剤券が届いていないレセプト、申請中で公費番号不明のレセプト

●オンライン請求

　レセプト対象月の翌月の5日以降にオンライン請求ができます。レセコンでレセプトデータを作成し、オンライン請求システムでオンライン請求を行います。請求時の画面および操作の流れは次図のとおりです。

●オンライン請求システムの画面と操作の流れ

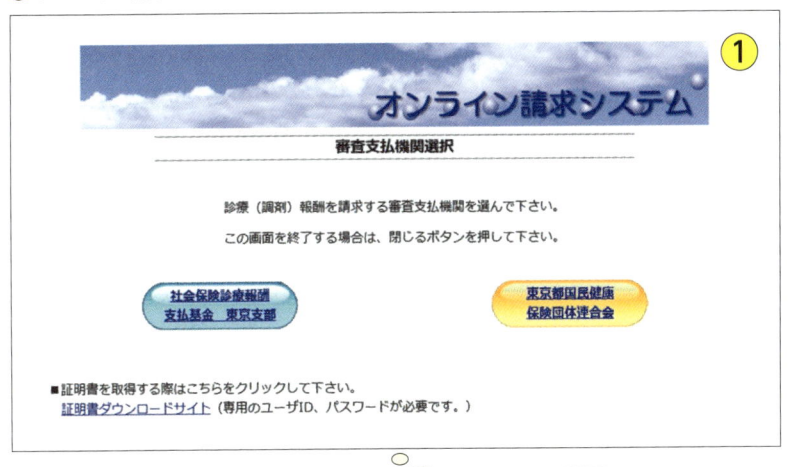

「社会保険診療報酬支払基金」か「国民健康保険団体連合会」を選択します。

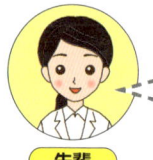

先輩

薬局のオンライン請求用の端末からアクセスします。

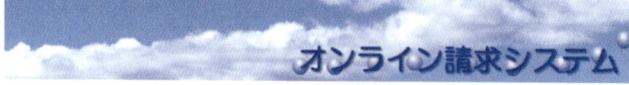

②

国民健康保険団体連合会

診療（調剤）報酬・訪問看護療養費の請求を行う場合は請求ボタンを押して下さい。

作成したレセプトデータの試験を行う場合は確認試験ボタンを押して下さい。

請　求　請求期間は5日から10日まで、訂正可能期間は12日までです。
なお、当月の請求状況は、請求ボタンを押すことで5日から月末の間、確認できます。

確認試験　確認試験の利用期間は、〇〇ら月末

【利用可能時間】
請　求　　5日～月末・・・
　　　　　（8日～10日・・・
確認試験　5日～月末・・・

実際にレセプトを提出する際には「請求」を選択します。
「確認試験」では、「請求」と同じ流れの中でレセプトの不備などをチェックすることができます。

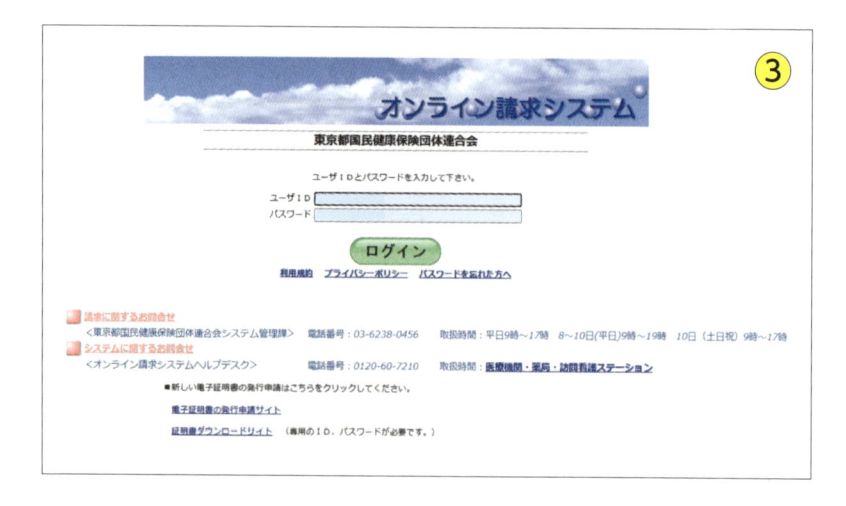

③

東京都国民健康保険団体連合会

ユーザIDとパスワードを入力して下さい。

ユーザID
パスワード

ログイン

利用規約　プライバシーポリシー　パスワードを忘れた方へ

■ 請求に関するお問合せ
　＜東京都国民健康保険団体連合会システム管理課＞　電話番号：03-6238-0456　取扱時間：平日9時～17時　8～10日(平日)9時～19時　10日（土日祝）9時～17時
■ システムに関するお問合せ
　＜オンライン請求システムヘルプデスク＞　電話番号：0120-60-7210　取扱時間：医療機関・薬局・訪問看護ステーション

■新しい電子証明書の発行申請はこちらをクリックしてください。

　電子証明書の発行申請サイト

　証明書ダウンロードサイト　（専用のID、パスワードが必要です。）

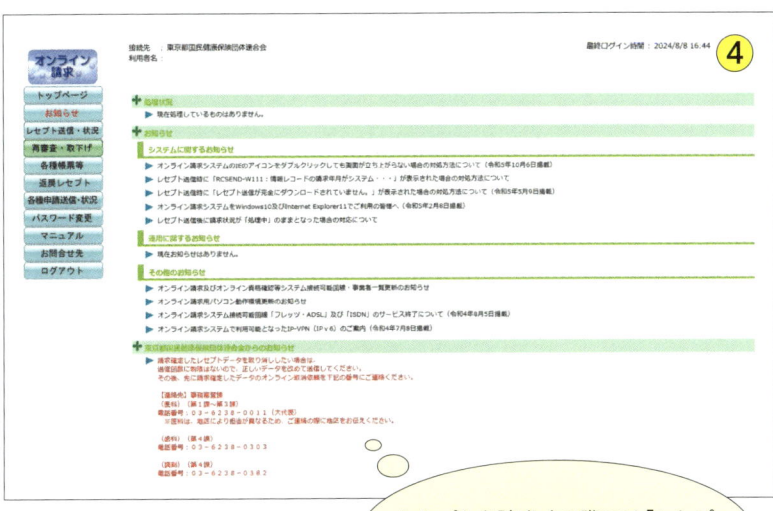

④

レセプトを請求する際には「レセプト送信・状況」を選択します。

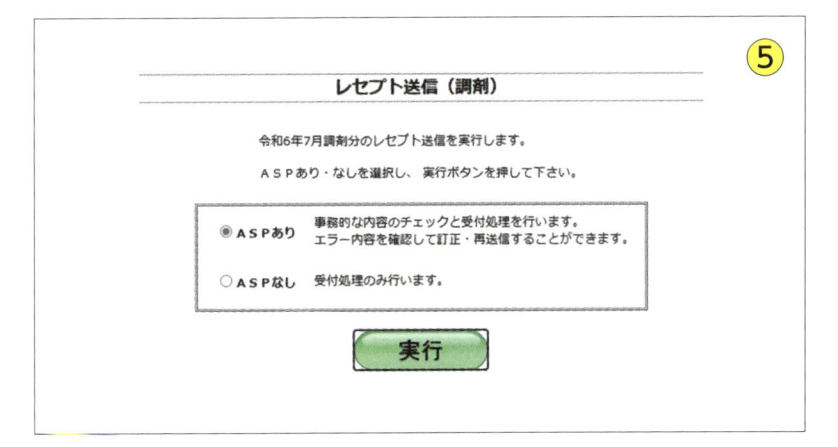

⑤

レセプト送信（調剤）

令和6年7月調剤分のレセプト送信を実行します。

ＡＳＰあり・なしを選択し、実行ボタンを押して下さい。

◉ ＡＳＰあり　事務的な内容のチェックと受付処理を行います。
　　　　　　　エラー内容を確認して訂正・再送信することができます。

◯ ＡＳＰなし　受付処理のみ行います。

実行

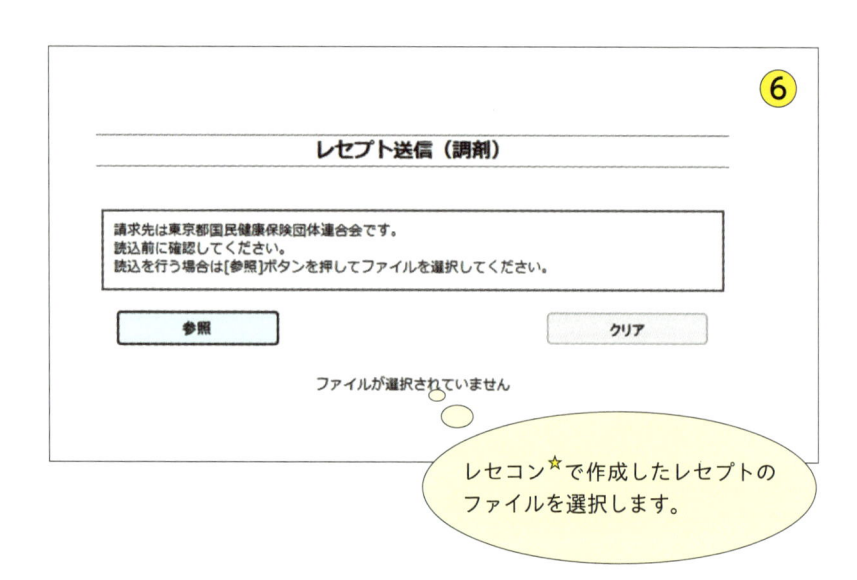

レセコン☆で作成したレセプトのファイルを選択します。

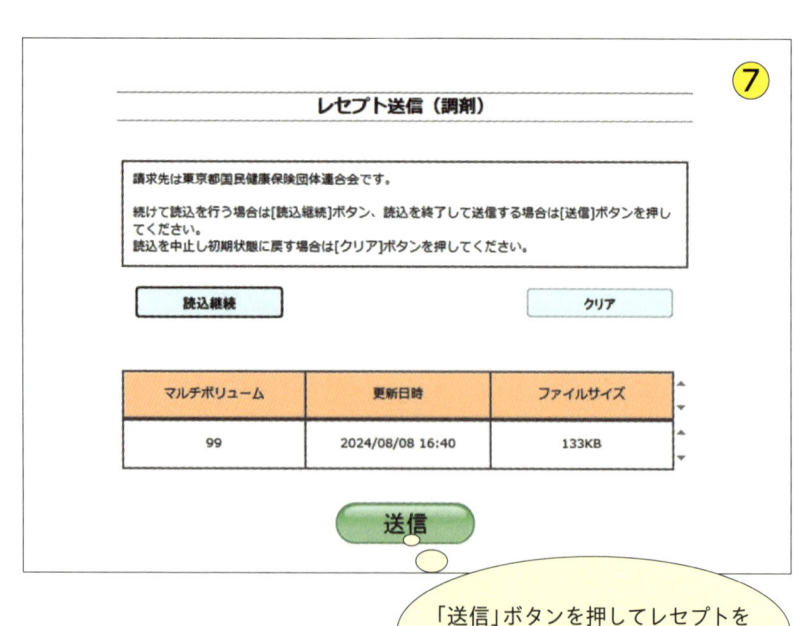

「送信」ボタンを押してレセプトを送信します。

☆**レセコン**　レセプトコンピューター（p.19、153 参照）。

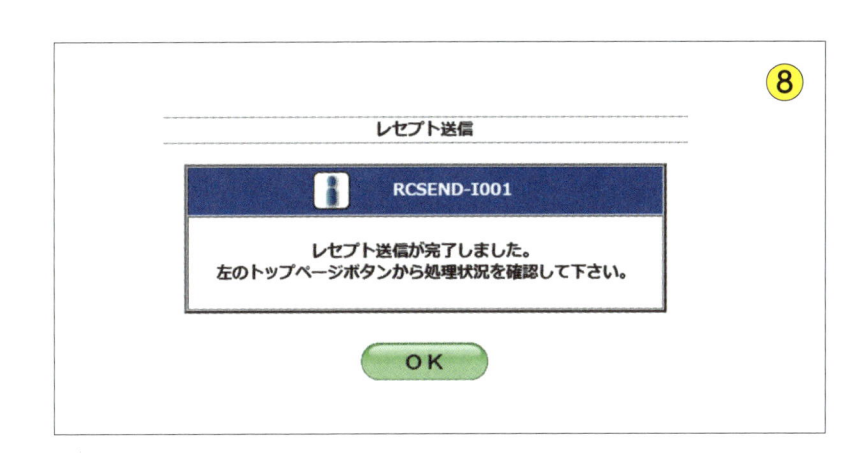

⑧

レセプト送信

RCSEND-I001

レセプト送信が完了しました。
左のトップページボタンから処理状況を確認して下さい。

OK

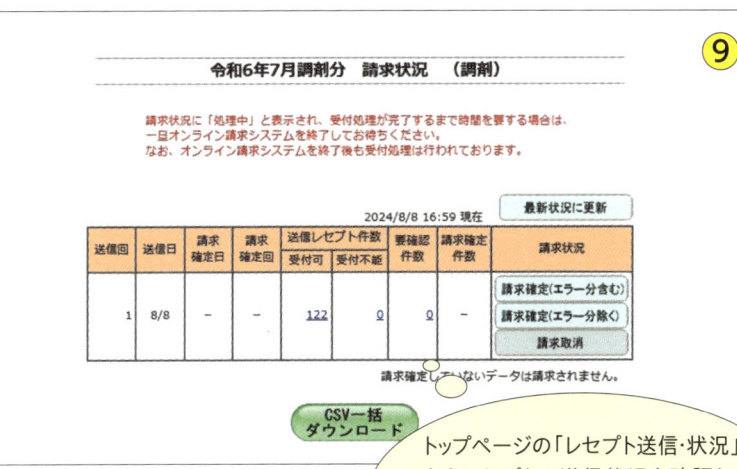

⑨

令和6年7月調剤分　請求状況　（調剤）

請求状況に「処理中」と表示され、受付処理が完了するまで時間を要する場合は、
一旦オンライン請求システムを終了してお待ちください。
なお、オンライン請求システムを終了後も受付処理は行われております。

2024/8/8 16:59 現在　　　最新状況に更新

送信回	送信日	請求確定日	請求確定回	送信レセプト件数 受付可	送信レセプト件数 受付不能	要確認件数	請求確定件数	請求状況
1	8/8	–	–	122	0	0	–	請求確定(エラー分含む)／請求確定(エラー分除く)／請求取消

請求確定していないデータは請求されません。

CSV一括ダウンロード

> トップページの「レセプト送信・状況」からレセプトの送信状況を確認し、「受付不能」や「要確認件数」がなければ「請求確定」を押します。

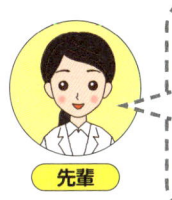

先輩

> ⑨で「受付不能」や「要確認件数」があった場合には、内容を確認して「請求取消」を押します。レセコンでの訂正が済んだら、再度①からの手順を行います。

6
レセプト

⑩

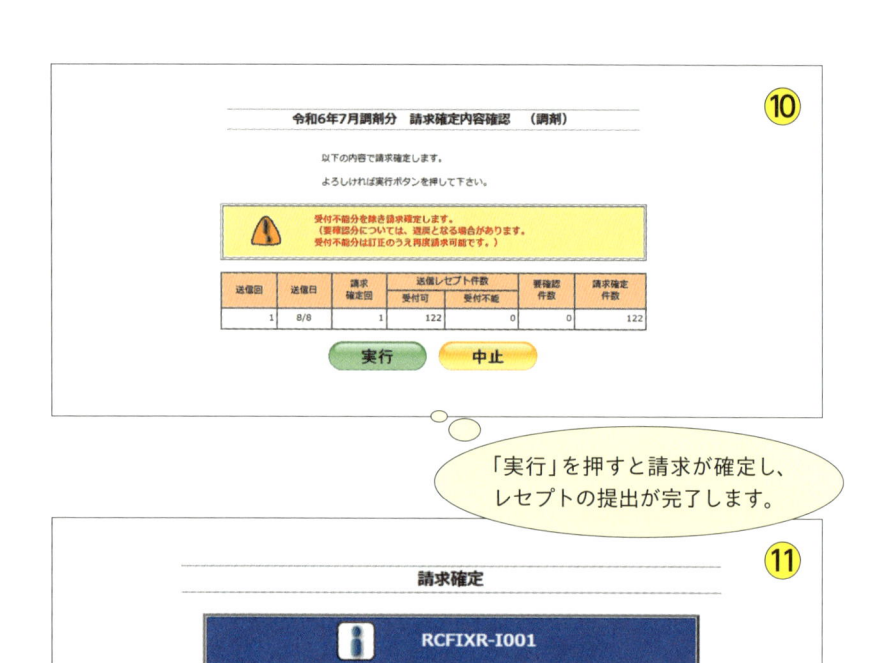

「実行」を押すと請求が確定し、レセプトの提出が完了します。

⑪

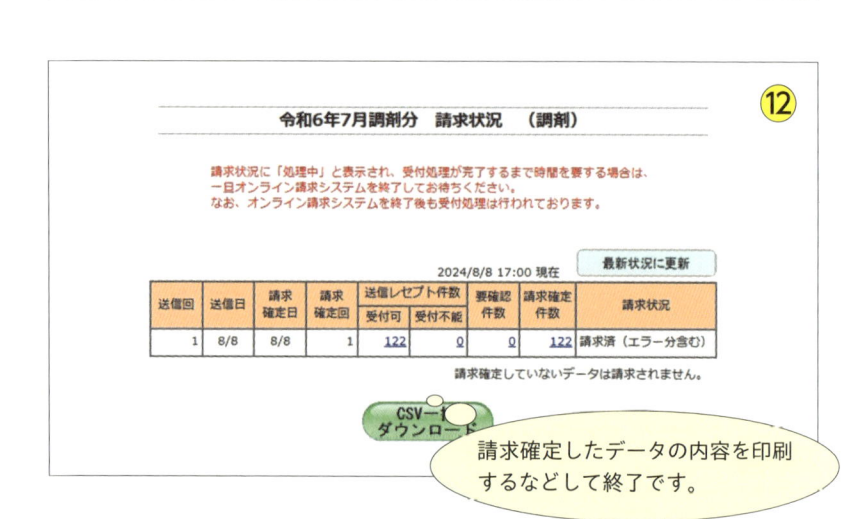

請求確定したデータの内容を印刷するなどして終了です。

● 入金確認

レセプトの提出後は、審査支払機関で請求内容の審査が行われ、不備の
ないレセプト分の調剤報酬がレセプト対象月の2カ月後（レセプト提出月の
翌月）の20日過ぎ頃に、薬局指定の銀行口座に振り込まれます。返戻や減
点されたレセプト分の金額は振り込まれないため、請求金額と入金額に差
があるかどうかを確認します。

● レセプト業務のポイント

レセプトの提出は、レセコンとオンライン請求システムによって、操作が
とても簡単になっています。しかし、レセプト業務は薬局の収益である数
百万円から数千万円にのぼる金額にかかわる業務であるため、1つひとつ
の操作を慎重に行う必要があります。以下のような、レセプト業務を行う
際の主なポイントをしっかり押さえておきましょう。

● 処方箋入力の確認は忘れずに

処方箋入力の誤りは返戻や減点に直結します。日々の処方箋入力を正確
に行うことはもちろんですが、ミスをするのが人間なので、月末までの
チェックは必ず行うようにしましょう。

● 時間に余裕をもって行う

レセプトの作成から提出までは、正確に行うことが重要です。患者さん
が来局する時間帯だと集中して行うことができないため、患者さんが来局
しない時間帯や閉局後などの、時間に余裕があるときに行いましょう。

● 提出期限に間に合うよう、日程に余裕をもって行う

レセプトの提出期限は、原則として毎月10日までです。オンライン請求であれば10日の期限ギリギリで行っても間に合う可能性は高いですが、システムエラーや通信環境の不具合などで、オンラインでレセプトを送ることができない可能性もあります。オンライン請求が可能となる毎月5日になったら、できるだけ早い段階でレセプトを提出することをおすすめします。

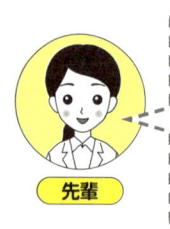

先輩

2023(令和5)年には、オンライン請求システムの回線不具合により、全国的に、オンライン送信が完了するのに数十時間を要する事態が発生しました。送信までのタイムラグがあることを考慮して、早めの提出を心がけるのがよいでしょう。

機種依存文字の入力はできない!?

Advice

処方箋に記載されている医療機関の住所の建物名や医師名などに機種依存文字(ローマ数字や特殊漢字など)が含まれていると、オンライン請求で受付不可となってしまいます。

そのような文字が含まれていた場合には、レセコン入力する際に代わりとなる文字(算用数字やカタカナなど)を使用しておきましょう。住所や医師名などは、社保支払基金や国保連合会がレセプトの審査をする際、調剤報酬の内容に直接的にかかわる部分ではないため、致し方ないようです。

介護レセプトと公害レセプト
の請求処理

介護レセプトと公害レセプトの請求処理についても概要を確認しておきましょう。

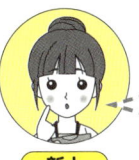

通常のレセプトとは違うんですか？

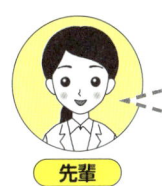

そうなの。対象となる制度や請求の手順が少し異なるから、それぞれの特徴を覚えておきましょう。

●介護レセプト

介護報酬とは、保険薬局などの介護事業者が、利用者（要介護者または要支援者）に介護サービスを提供した対価として、事業者に対して支払われるものです。保険薬局が提供する介護サービスには、居宅療養管理指導（要介護者の場合）と介護予防居宅療養管理指導（要支援者の場合）があります。

介護サービスを提供した事業者は、利用者への介護サービスの費用の原則9割（利用者の所得により8割または7割）を国保連合会へ請求し、残りを利用者へ請求します。

国保連合会への請求は毎月1日から10日までの間に行う必要があり、原則としてインターネットでの伝送または電子媒体（CD-R）による電子請求によって、「介護給付費請求書」と「介護給付費明細書」を提出します。

●公害レセプト

　公害健康被害補償制度は、「公害健康被害の補償等に関する法律」に基づき、大気汚染の影響により健康被害を受けた方に対し、その受けた損害を補填するための制度です。指定疾病(慢性気管支炎、気管支喘息、喘息性気管支炎、肺気腫、そしてこれらの続発症)の認定を受けた方には「公害医療手帳」が交付されます。

　認定疾病の治療にかかった医療費は、公害レセプトとして毎月10日までに自治体に提出し、全額が自治体から直接支払われます。患者の自己負担はありませんが、保険適用外の医療費については自己負担となります。

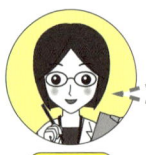

薬局長

保険医療機関や保険薬局は「公害健康被害の補償等に関する法律」により、原則としてすべて公害医療機関となります。

---

column　　紙レセプトって知ってる？

　いまでは信じられないかもしれませんが、筆者は紙レセプトの時代を経験しています。当時、筆者は1日100枚の処方箋を受け付ける規模の薬局で働いており、レセプト作業の際には大量の印刷が必要でした。紙の束は30センチ以上にも積み上がり、印刷だけで1時間を超えることも珍しくありません。そのため、薬局を閉めたあとに印刷作業を行うのが常でした。薬剤師が帰ったあと、事務員同士でお茶を飲みながら待っていた時間も、いまとなっては懐かしい思い出です。

第 7 章

これから求められるもの

現在の薬局業界はまさに変革の時期です。薬剤師による対人業務の充実に加え、オンライン資格確認や電子処方箋がスタートするなど、薬局業界にもDXの波が到来しています。

7.1 激動の薬局業界

薬局業界は今日、激動の中に身を置いています。現在の薬局業界を取り巻く状況を確認していきましょう。

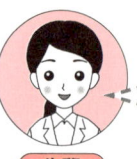

先輩　マイナ保険証の導入や、0402通知による規制緩和などで、薬局業界はいままさに変革の時を迎えているのよ。

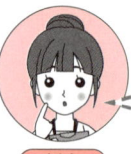

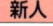

新人　これからもどんどん変わっていくんですか？

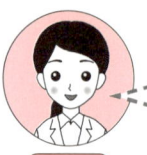

先輩　そうね。DX(デジタルトランスフォーメーション)が進むことで、薬剤師や調剤事務員の役割もこれからどんどん変化していくと思うわ。

● 薬局業界に押し寄せる変化の波

● 対人業務の充実

　医療機関から発行された処方箋をもとに調剤を行い、患者さんに処方薬をお渡しするのが保険薬局の役割です。保険薬局の業務の流れの中で近年話題となっているのが、薬剤師による「対人業務の充実」です。

かつての薬局薬剤師の業務は、患者さんへの処方薬の説明や患者さんからの情報収集といった「対人業務」ではなく、医薬品のピッキングや調製などのいわゆる「対物業務」が中心だとされてきました。そのような状況の中で、2015（平成27）年に策定された「患者のための薬局ビジョン」により、薬剤師の業務を「対物業務から対人業務へ」シフトさせるという、「対人業務の充実」を国から求められました。

　もちろん、処方された医薬品を間違えずにそろえたり、散剤やシロップ剤を正確に調製したりすることも大切です。しかし、薬剤師が専門性を最大限に発揮できるのは、服薬指導などで患者さんとのコミュニケーションを通して、より良い薬物治療へとつなげていくことです。

　この「対物業務から対人業務へ」という流れにより、薬剤師の業務はもちろん、薬剤師をサポートする調剤事務員の業務も変わってきています。前述の「**0402通知**」がまさにその最たる例といえます（➡p.207参照）。

●薬局業界のデジタル化

　また、薬局業界を取り巻くデジタル化の波も変化のスピードを速めています。薬局業務の中では、レセコンや電子薬歴などのコンピューターシステムの利用は当たり前となっていますが、新型コロナウイルス感染症の流行により、オンライン服薬指導が普及しました。これまで服薬指導は対面での実施が原則でしたが、オンライン服薬指導の普及により映像付きのビデオ通話ができるオンラインツールを用いることで、薬局に行かなくても服薬指導を受けることができ、配達による処方薬の受け取りまで可能となりました。

　さらに、2021（令和3）年10月からオンライン資格確認の運用がスタートし、オンラインによる患者さんの保険情報の確認や、マイナンバーカードの保険証利用が可能となりました（➡p.240参照）。そして、2023（令和5）年1月からは電子処方箋もスタートしています（➡p.59参照）。

マイナ保険証

マイナ保険証とは、健康保険証の利用登録がなされたマイナンバーカードのことで、マイナンバーカードを医療機関や薬局で保険証として利用することができます。実際にマイナ保険証を利用する際には、医療機関や薬局に設置してある顔認証付きカードリーダーで読み取り、受付を行います。

マイナ保険証を利用して受付をする際に情報提供に同意することで、過去に処方された薬や特定健診などの情報を、医師や薬剤師にも共有することができます。このことにより、初めて受診する医療機関や薬局であっても、患者さん本人が情報提供に同意することで、医師や薬剤師が患者さんの医療に関する情報を確認することができ、より良い医療を施すことにつながります。

また、マイナ保険証を利用することにより、手続きなしで高額療養費の限度額を超える支払いの免除を受けることもできます。従来は、支給を受けるために、医療機関や薬局の窓口で一度窓口負担分をすべて支払ったのちに支給申請書を提出するか、事前に「限度額適用認定証」の交付を受けて窓口負担を上限額に抑える必要がありました。しかし、マイナ保険証を利用することで、「限度額適用認定証」がなくても限度額を超えるぶんを窓口で支払う必要がなくなります。

●薬局 DX で薬剤師と調剤事務員の業務が変わる

近年よく耳にするDXとは、**デジタルトランスフォーメーション（DX**[★]**）**のことで、経済産業省は「**企業がビジネス環境の激しい変化に対応し、データとデジタル技術を活用して、顧客や社会のニーズをもとに、製品やサービス、ビジネスモデルを変革するとともに、業務そのものや、組織、プロセス、企業文化・風土を変革し、競争上の優位性を確立すること**」と定義しています。簡単に説明すると、「デジタル技術による改革」ということでしょう。

このDXは薬局業界にも求められています。前述したオンライン資格確認や電子処方箋のスタート、オンライン服薬指導の普及は、薬局DXの進展を示す例だといえます。薬局DXが進んでいくことにより、薬剤師や調剤事務員の業務も変化していくことになるでしょう。薬剤師の業務の変化については、オンライン服薬指導への対応のほかにも、調剤に関する様々なデジタルツールが登場してきており、デジタルツールを用いて対人業務を充実させていく必要があります。それでは、調剤事務員の業務はどのように変わっていくのでしょうか？

DX 化の流れは止められない

Advice

日本では人口減少に伴い、医療従事者や看護人材の不足が懸念されています。その解決策の1つとしてデジタル化が注目されており、政府はDXの推進に力を入れています。

海外の先進国ではDXがさらに進んでおり、日本はその点で遅れをとっている状況です。人材不足と国際的な動向を踏まえると、DXの推進は不可避であり、今後さらに加速すると見込まれます。

[★]DX　Digital Transformation の略。

求められる
調剤事務員になるために

薬局DXと薬剤師の対人業務の充実を進めるためにも、調剤事務員に求められることは増えていくと予想されます。

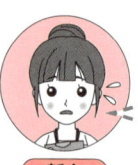

新人

変化についていけるかな…ちょっと不安です。

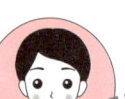

先輩

大丈夫よ。柔軟に対応できるように、学び続けることが大切だから、一緒に頑張っていきましょう！

●調剤事務員の業務の変化

　薬局DXが進むことにより予想される調剤事務員の業務の変化としては、受付業務とレセコンへの入力業務の減少です。

　電子処方箋が普及すると、医療機関から薬局へとオンラインで処方箋が送られてくるため、患者さんが紙の処方箋を持参することがなくなり、受付で処方箋を受け取ることもなくなります。さらに、保険者情報については、マイナンバーカードを用いたオンライン資格確認を行うことで、保険証の確認などの対応もなくなります。また、レセコンへの入力についても、電子処方箋であれば自動でレセコンに処方箋の内容を取り込むことができるため、処方箋を見ながら入力する作業はなくなります。

　このように、調剤事務員のメインの業務といえるものが、DXの進展に伴って減少していく可能性が考えられます。

もちろん、調剤事務員が身につけている調剤報酬や保険、公費などに関する知識は、レセプト請求の際などになくてはならないものです。しかし、いままでと同じ業務にしか対応できないでいると、今後さらに大きな変化が生じた際には、必要とされる調剤事務員でいられなくなるかもしれません。

> **Point**
> DXにより、調剤事務員が担っていた**受付業務とレセコン入力は大幅に省力化される**可能性がある。

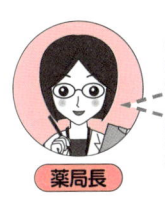

薬局長

> 薬剤師は対物業務から対人業務へと仕事の重点が変わっています。おのずと調剤事務員の仕事も変わっていくでしょう。

column　調剤事務は医療職です

　薬局には、毎日、病気やケガで不安を抱えた方が訪れます。処方せんを受け付け、薬をお渡しするという一連の流れの中で、調剤事務員の仕事は、一見"事務作業"に見えるかもしれません。ですが本当にそうでしょうか？「受付での声かけに救われた」「あのときの笑顔に安心した」そんな言葉を、患者さんからいただくこともあるでしょう。

　調剤事務には、医師のような診断権も、薬剤師のような調剤権もありません。でも、"医療の現場で人と向き合う"という点では、同じく医療職の一員です。必要なのは、ただ手続きをこなすスキルではなく、患者さんに寄り添うマインド。それは、専門職の垣根を超えて、医療人として何より大切な姿勢です。

7

これから求められるもの

●今後求められる調剤事務員の業務・スキルとは

薬剤師の対人業務の充実に向けて、薬剤師が患者さんに対応するための時間を十分に確保するためにも、調剤補助業務はこれからも重要になってくると考えられます。

また、地域医療の担い手として、薬局には在宅業務への対応が求められています。在宅業務を行う際には契約書などを取り交わすこともあり、その説明などは薬剤師でなくても行うことができるため、調剤事務員には在宅業務のサポートも求められてくるでしょう。

そのほかにも、薬局が導入しているシステムの業者との窓口となれるデジタルスキルや、薬局の各種届出に用いる申請書類の作成・提出その他行政機関とのやり取りを円滑に行えるスキルなども重宝されるはずです。

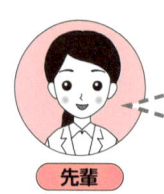

先輩

薬局の将来について知りたいなら、『改革・改善のための戦略デザイン 薬局DX』(秀和システム刊)を読んでみてね。

●『改革・改善のための戦略デザイン 薬局DX』

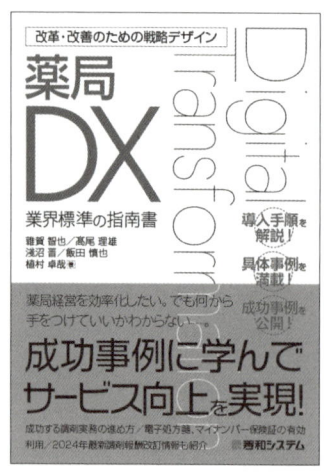

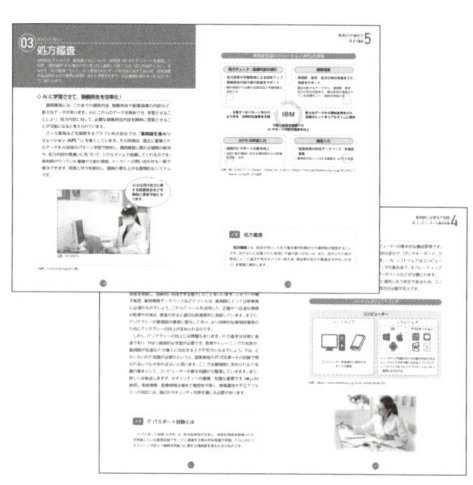

第 **8** 章

スキルアップにつながる資格

ここでは、調剤事務員が取得しておいて
損はない資格を紹介します。
複数の資格や知識を身につけておくことで、
薬局での業務の幅が広がって
いくことでしょう。

調剤事務関連の資格

調剤事務の仕事をする上で、資格が必要というわけではありません。しかし、調剤報酬やレセプト請求などの専門的で複雑な業務を支障なく行うためには、それなりの知識が必要です。そのため、多くの調剤事務員は何らかの調剤事務関連の資格を取得しています。
これらはいずれも国家資格ではなく民間資格ですが、技能の証明や知識の確認に役立つものです。

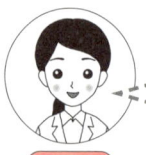

先輩

調剤事務をするのに資格は必要ないけれど、技能の証明になるから持っておくといいわよ。

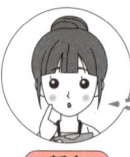

新人

先輩は何か資格を持っているんですか？

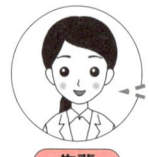

先輩

ええ、私は「調剤事務管理士」という資格を持っているの。自分のスキルを客観的に証明するのに役立つわよ。

● 調剤事務管理士

調剤事務管理士は、保険薬局でレセプト（調剤報酬明細書）作成業務を担当する事務スタッフのための資格で、独学でも取得可能な民間資格です。試験は「法規」「保険請求事務」「薬の基礎知識」からなる学科と、「レセプト点検問題」「レセプト作成」2問からなる実技で構成されています。

● 資格・検定試験の概要

名称	調剤事務管理士
運営	技能認定振興協会
URL	https://www.ginou.co.jp/qualifications/chozai-jimu.html
概要	保険調剤薬局で多忙な薬剤師をサポートし、事務全般を担当する上で、患者に対する接遇力とともに処方箋の内容をきちんと理解し、調剤に要した費用（調剤報酬）を計算する知識とレセプト作成のスキルを有することを認める資格です。
受験料	6,500円（税込み）　※2024年11月時点
受験資格	なし
試験内容	①学科試験：法規（医療保険制度、調剤報酬の請求についての知識等）、調剤薬局請求事務（調剤報酬点数の算定、調剤報酬明細書の作成、薬剤用語についての知識） ②実技試験：調剤報酬明細書を点検・作成するために必要な知識 ※すべてマークシート形式で①は10問、②は調剤報酬明細書の作成2問
合格率	約80％（公式HPの情報）

（HPの情報をもとに作成）

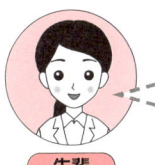

先輩

受験料をはじめ、資格・検定試験の情報は更新される可能性があります。ホームページで最新情報を確認してね。

● 調剤報酬請求事務専門士

調剤報酬請求事務専門士は、レセプトを作成するスペシャリストとしての資格で、3級、2級、1級とあります。3級は「薬剤の基礎知識」「医療保険制度」「調剤報酬請求」「薬局業務の流れ」などについての基礎的な問題で、2級、1級と難易度が上昇します。1級は合格率も低く、調剤事務資格の中でも最高難度の資格といえます。2年ごとに更新が必要という特徴もあります。

● 資格・検定試験の概要

名称	調剤報酬請求事務専門士
運営	一般社団法人 専門士検定協会
URL	https://www.chozai.isiyaku.org/
概要	医療費抑制の政策により、年々厳しく複雑になる調剤報酬改定に迅速に対応し、的確に算定および説明ができる人材。それが「調剤報酬請求事務専門士」です。実務に即した内容での検定試験のため、調剤報酬のエキスパートとして薬剤師をアシストし、保険薬局の円滑な運営に貢献します。
受験資格	なし
受験料	個人受験（会場）の場合 1級：7,318円、2級：6,108円、3級：6,108円 （個人受験か法人受験か、会場か通信か、併願するかどうかで受験費用は異なるため、詳細は公式HPを参照）

（次ページに続く）

試験内容	各級共通の学科・実技試験と級別の学科・実技の追加問題がある。 <各級共通> ●学科(マークシート形式、2択問題):基礎30問(保険薬局と薬局業務の流れ/調剤報酬(点数算定の正しい知識と解釈)/在宅業務/調剤業務補助/個人情報保護法/薬剤の基礎知識と医療関連法規/社会保障制度(医療保険の種類、介護保険制度、公費負担医療制度)/患者接遇) ●実技(マークシート形式):処方箋から調剤報酬明細書の設問箇所点数を求める(※3症例) <級別の追加設問> 1級:学科、実技で追加問題あり 2級:学科で追加問題あり 3級:追加問題なし ●学科(マークシート形式、4択問題):応用20問(保険薬局と薬局業務の流れ/調剤報酬(点数算定の正しい知識と解釈)/在宅業務/調剤業務補助/個人情報保護法/薬剤の基礎知識と医療関連法規/社会保障制度(医療保険の種類、介護保険制度、公費負担医療制度)/患者接遇) ●実技(手書きレセプト):処方箋から調剤報酬明細書の設問箇所点数を求める(※1症例)
合格率	公式HPで公開なし

(HPの情報をもとに作成)

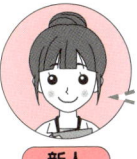

新人

この資格、気になります。まずは3級の合格を目指そうかな…。

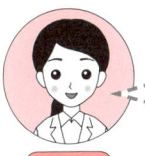

先輩

私はいま1級を目指して勉強中なの。一緒に頑張りましょう!

●調剤事務認定実務者

　調剤事務認定実務者は、全国医療福祉教育協会が主催している民間資格で、受験資格は特にありません。調剤事務に必要な知識とスキルの習得を目的とした、「調剤薬局における各種制度」「調剤事務業務の流れ」「調剤報酬に関する知識」「調剤報酬明細書の作成技能」を客観的に判断する試験で、試験は学科問題と実技問題の2つから構成されています。

● 資格・検定試験の概要

名称	調剤事務認定実務者®試験
運営	全国医療福祉教育協会
URL	https://iryou-shikaku.jp/exam/dispensing_affairs.php
概要	医薬分業が進められている現在、医療機関では処方箋を発行し、調剤薬局で投薬されることが一般的です。厚生労働省においても後発医薬品の使用を推進させている一方、薬剤の重複投薬等の問題もあり、調剤薬局の役割が重要とされています。そのため、調剤事務に従事する際には多くの知識、および技能が求められます。 調剤事務認定実務者®試験は、学科および実技問題を通して、調剤薬局における各種制度、調剤事務業務の流れ、調剤報酬に関する知識、および調剤報酬明細書の作成技能を客観的に判断する試験です。
受験料	●一般受験(一般の方):5,000円(税込) ●団体受験(認定機関の通学受講生の方):4,500円(税込)
受験資格	なし
試験内容	●学科(マークシート形式、15問):医療関連法規に関する知識、薬理・薬剤に関する知識、調剤報酬請求に関する知識 ●実技(マークシート形式、2例:調剤報酬明細書作成
合格率	おおむね60〜80%

（HPの情報をもとに作成）

● 調剤報酬請求事務技能認定

調剤報酬請求事務技能認定は、調剤報酬請求事務業務の従事者として必要な調剤報酬請求事務等の知識と技能のレベルを評価、認定する民間資格です。承認を受けた教育機関で、一般財団法人日本医療教育財団が定めた所定の教育訓練ガイドラインに適合するカリキュラムで技能を習得し、当該教育機関の実施する修了試験に合格した方に対して、技能を認定するものです。

● 資格・検定試験の概要

名称	調剤報酬請求事務技能認定
運営	一般社団法人 日本医療教育財団
URL	https://www.jme.or.jp/exam/df/index.html
概要	調剤報酬請求事務業務の従事者として必要な調剤報酬請求事務等の知識と技能のレベルを評価、認定することによって、その職業能力の向上と社会的地位の向上等に資することを目的としています。
受験料	3,000円（税込）
受験資格	承認を受けた教育機関で、当財団が定めた所定の教育訓練ガイドラインに適合するカリキュラムで技能を習得した者（一般受験は実施していない）。
試験内容	「調剤報酬請求事務技能認定申請資格に関する教育訓練ガイドライン」に準ずる内容 ●学科（25問、3択問題）：(1)医療保険制度、(2)高齢者医療制度、(3)公費負担医療制度、(4)医事法規一般、(5)薬学一般、(6)保険薬局業務 ●実技：調剤報酬明細書の作成・点検 ※資料持ち込み可
合格率	公式HPで公開なし

（HPの情報をもとに作成）

スキルアップにつながる資格

●調剤薬局事務検定

調剤薬局事務検定は、日本医療事務協会が主催している民間資格で、調剤報酬請求事務に必要な基礎的な知識および技能レベルが審査されます。資格取得後は、履歴書資格欄に「日本医療事務協会主催 調剤薬局事務検定試験 合格」と記載することができ、有資格者として認められます。受験資格は、日本医療事務協会が認定する団体の講座を受講することによって得られます。

●資格・検定試験の概要

名称	調剤薬局事務検定
運営	日本医療事務協会
URL	https://www.ijinet.com/course/chozai/kentei/
概要	調剤薬局事務検定試験は、日本医療事務協会が主催している資格試験で、調剤請求事務に関する幅広い知識が審査されます。資格取得後は、履歴書資格欄に「日本医療事務協会主催 調剤薬局事務検定試験 合格」と記載することができ、有資格者として認められます。未経験からの就職活動であっても調剤薬局事務の基礎知識があれば自信を持った受け答えができるようになり、選考にも有利です。
受験料	5,500円（税込）
受験資格	日本医療事務協会が認定する団体の講座を受講
試験内容	●学科：選択問題20問 ●実技：調剤報酬明細書の穴埋め選択問題8問 学科・実技ともマークシート方式 【出題範囲】医療保険制度のしくみ／保険調剤について／薬の基礎知識／薬剤料の算定／調剤報酬算定／調剤報酬明細書の作成
合格率	公式HPで公開なし

（HPの情報をもとに作成）

その他の関連資格

調剤事務の資格を取得していれば、通常の業務に関しては実践を通して慣れていくのみです。一方で、取得しておくと薬局での業務に役立つ資格や、仕事の幅が広がる資格はいくつもあります。前の章でもお話ししたように、薬局業界は変革の真っただ中です。そのため、調剤事務以外の資格やスキルを身につけておくことは、自分自身の価値を高めてくれることでしょう。

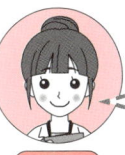
新人

ほかに、取っておくべき資格は何かありますか？

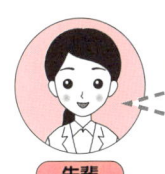
先輩

いろいろあるけれど、「登録販売者」は持っておくといいわよ。一般用医薬品の販売に役立つし、仕事の幅も広がるからおすすめよ！

●登録販売者

　登録販売者は、医薬品医療機器等法（薬機法）に基づき、多くの一般用医薬品の販売を行うことができる医薬品販売の専門資格です。登録販売者になるためには、都道府県の実施する試験に合格し、登録をする必要があります。

8

スキルアップにつながる資格

登録販売者が販売することができる一般用医薬品（第2章で説明）は、第2類医薬品と第3類医薬品です（➡ p.93、94参照）。第2類医薬品と第3類医薬品は一般用医薬品全体の9割以上を占めるため、登録販売者はほとんどの一般用医薬品の販売を行うことができます。ドラッグストアで働くためには必須といえる資格であり、一般用医薬品を販売している薬局でも重宝されるでしょう。

登録販売者としての業務には、一般用医薬品（第2類、第3類）の購入を希望する方への販売のほか、その医薬品の効能効果や副作用等の注意すべきことの説明、服用にあたってのアドバイスなどがあります。

医薬品販売の専門家としての責任の伴う資格ですが、そのぶんやりがいもあります。

● 資格・検定試験の概要

名称	登録販売者
運営	各都道府県
URL	（東京都保健医療局） https://www.hokeniryo.metro.tokyo.lg.jp/anzen/iyaku/tourokushiken/index.html
概要	医薬品医療機器等法に基づき、一般用医薬品の販売等を担う、薬剤師とは別の新たな専門家「登録販売者」の制度が設けられています。「登録販売者」になるためには、都道府県の実施する試験に合格し、登録をする必要があります。
受験料	東京都では13,600円（実施都道府県によって若干異なる）
受験資格	なし
試験内容	医薬品に共通する特性と基本的な知識、人体の働きと医薬品、主な医薬品とその作用、薬事関係法規・制度、医薬品の適正使用・安全対策 出典：試験問題の作成に関する手引き（令和6年4月一部改訂） （https://www.mhlw.go.jp/content/001243494.pdf）
合格率	45.8%（東京都、2024年9月8日の試験結果）

（HPの情報をもとに作成）

簿記とは企業の経営活動を帳簿に記録・計算・整理する業務です。簿記を理解することによって、企業の経理事務に必要な会計知識だけではなく、財務諸表を読む力、基礎的な経営管理や分析力が身につきます。また、ビジネスの基本であるコスト感覚も身につけることができるため、経理担当者だけではなくすべての社会人に役立ちます。

薬局でも日々の会計処理は必ず行います。簿記の資格を取得しておくことで、経理担当者などのキャリアプランも描けることでしょう。

●資格・検定試験の概要

名称	日商簿記
運営	日本商工会議所
URL	https://www.kentei.ne.jp/bookkeeping
概要	レベルにより1〜3級に分けられる。 1級：極めて高度な商業簿記・会計学・工業簿記・原価計算を修得し、会計基準や会社法、財務諸表等規則などの企業会計に関する法規を踏まえて、経営管理や経営分析を行うために求められるレベル。合格すると税理士試験の受験資格が得られる。公認会計士、税理士などの国家資格への登竜門。 2級：経営管理に役立つ知識として、企業から最も求められる資格の1つ。高度な商業簿記・工業簿記（原価計算を含む）を修得し、財務諸表の数字から経営内容を把握できるなど、企業活動や会計実務を踏まえ適切な処理や分析を行うために求められるレベル。 3級：業種・職種にかかわらずビジネスパーソンが身につけておくべき「必須の基本知識」として、多くの企業から評価される資格。基本的な商業簿記を修得し、小規模企業における企業活動や会計実務を踏まえ、経理関連書類の適切な処理を行うために求められるレベル。
受験料	1級　8,800円 2級　5,500円 3級　3,300円
受験資格	なし

（次ページに続く）

8

スキルアップにつながる資格

試験内容	1級　商業簿記、会計学、工業簿記、原価計算 2級　商業簿記、工業簿記（原価計算を含む） 3級　商業簿記
合格率	1級　10.1～16.8%（2022年6月～2024年6月の実績） 2級　11.9～24.8%（2023年2月～2024年6月の実績、統一試験） 3級　33.6～40.7%（2023年3月～2024年6月の実績）

（公式HPの情報をもとに作成）

●IT パスポート

　ITパスポートは、ITに関する基礎知識を持っていることを証明する国家資格です。IT関連の国家資格の中では入門レベルであり、ビジネスシーンで必要なITに関する基礎知識を習得していることを証明ができます。

　薬局でもITツールは必要不可欠であり、ITツールやシステムを提供する事業者の担当者と話す機会も多くあります。ITパスポートを取得することによって、薬局内でのITやシステム関連の窓口としての活躍が期待できます。

● 資格・検定試験の概要

名称	ITパスポート
運営	独立行政法人 情報処理推進機構（IPA）
URL	https://www3.jitec.ipa.go.jp/JitesCbt/index.html
概要	ITパスポート（略称iパス）は、ITを利活用するすべての社会人・これから社会人となる学生が備えておくべき、ITに関する基礎的な知識が証明できる国家試験です。
受験料	7,500円（税込み）
受験資格	なし
試験内容	出題範囲はストラテジ系、マネジメント系、テクノロジ系の大きく3つに分けられる。各内容はシラバスを参照 （https://www.ipa.go.jp/shiken/syllabus/nq6ept00000014eh-att/syllabus_ip_ver6_3.pdf）
合格率	公式HPで公開なし

（公式HPの情報をもとに作成）

●個人情報保護士

　個人情報保護士は、個人情報保護法に基づく個人情報の適正な取り扱いに関する知識を有し、個人情報を正しく管理・運用することができる専門家です。個人情報保護士の資格を持つことで、個人情報保護に関する高度な知識を持ち、実務での管理・取り扱いを行える専門家であることを証明することができます。薬局で取り扱う患者さんの医療情報は、プライバシー保護の観点からも厳重に管理する必要があります。薬局での個人情報の取り扱いに関する実務だけでなく、手順書の策定やスタッフへの教育などを行うことができます。

●資格・検定試験の概要

名称	個人情報保護士
運営	一般財団法人 全日本情報学習振興協会
URL	https://www.joho-gakushu.or.jp/piip/
概要	個人情報保護士認定試験とは、個人情報保護法に従い、個人情報の概念、利用制限、情報の安全確保、リスク、保護対策などを体系的に理解し、実際の事業活動に支障なく管理・運営・活用を行える知識・能力を有するエキスパートを認定する資格です。
受験料	11,000円(税込み)　※団体割引・学割あり
受験資格	なし
試験内容	課題Ⅰ:個人情報保護法とマイナンバー法の理解(個人情報保護法、個人情報に関する義務、個人データに関する義務、個人関連情報に関する義務、保有個人データに関する義務、仮名加工情報取扱事業者等の義務、匿名加工情報に関する義務、実効性を担保する仕組み等、行政機関等における個人情報等の取扱い、マイナンバー法の理解) 課題Ⅱ:個人情報保護の対策と情報セキュリティ(脅威と対策、組織的・人的セキュリティ、オフィスセキュリティ、情報システムセキュリティ)
合格率	41.5%

（公式HPの情報をもとに作成）

おわりに

　調剤事務という仕事は、「事務」と呼ばれていますが、実際には接客や調剤補助など幅広い役割を担い、薬局を円滑に運営するために欠かせない存在です。

　この本を手に取ってくださった皆さんの中にも、調剤薬局を利用してお薬を受け取った経験がある方が多いのではないでしょうか。しかし、日常的に薬局を利用していても、お薬代の計算方法や「自己負担分以外の調剤報酬がどのように処理されているか」を知る機会は少ないと思います。

　調剤事務は、特別な資格が必要なわけではありませんが、業務フローや保険制度をひととおり理解しておくと、安心して仕事を始められます。本書が、皆さんが基礎を学び、調剤薬局で自信を持って働くための一助となれば幸いです。

　薬局には日々、多くの患者さんが来局されます。中には病院やクリニックで長時間待たされて疲れきっている方もおられるでしょう。患者さんに寄り添い、少しでも気持ちよくお薬を受け取っていただけるよう、迅速かつ正確な対応が求められます。薬剤師が忙しいときには、患者さんの質問や要望を調剤事務員が受ける場面もあるでしょう。そんなときこそ、薬剤師との連携が重要です。

　調剤事務の仕事を始めた当初、私自身も保険制度についてほとんど知識がありませんでした。薬に関する質問は薬剤師に任せることができますが、保険に詳しい薬剤師は限られています。また、薬局の立地や規模によって、扱う処方箋の種類や患者層も大きく異なります。そんな現場で働く中で、自ら学び続けることの大切さを実感しました。

保険制度は年単位で改正されるため、常に最新の知識を取り入れる必要があります。また、薬局で働くことで薬剤師から薬や疾患についての知識を得る機会もあり、健康への意識が自然と高まるかもしれません。自分の処方箋に興味を持つことも、学びの一環です。

　調剤事務は、医療機関と連携しながら患者さんの健康を支える重要な役割を担う仕事です。本書を通じて得た知識を土台に、実際の現場で経験を積みながら成長していただければと思います。

　最後に、この本を手に取ってくださった皆さんに心から感謝申し上げます。皆さんの学びと努力が、患者さんにとっての安心と信頼につながることを願っています。

雑賀美穂

参考文献

- 厚生労働省HP　令和6年度診療報酬改定について
  (https://www.mhlw.go.jp/stf/seisakunitsuite/
  bunya/0000188411_00045.html)
- 調剤報酬点数表(令和7年4月1日施行)(https://www.nichiyaku.or.jp/files/co/
  pharmacy-info/2025/調剤報酬点数表(R7.4.1施行).pdf)
- 厚生労働省HP　オンライン資格確認について
  (https://www.mhlw.go.jp/stf/newpage_08280.html)
- 厚生労働省HP　電子処方箋
  (https://www.mhlw.go.jp/stf/denshishohousen.html)
- 厚生労働省　薬生総発 0402 第1号
  (https://www.mhlw.go.jp/content/000498352.pdf)
- 『ユーキャンの調剤事務お仕事マニュアル【オールカラー】』：
  2022年8月12日／荒井 美穂 (著)／U-CAN
- 『ユーキャンの医療事務お仕事マニュアル ゼロからわかる公費ガイド 第2版【オール
  カラー】』：2022年9月16日／酒井 深有 (監修)／U-CAN
- 『'22-'23年版 ひとりで学べる 調剤報酬事務＆レセプト作例集』：
  2022年8月18日／青山美智子 (著)／ナツメ社
- 『'22-23年版 調剤報酬請求事務検定＆実務ハンドブック』：
  2022年6月22日／調剤薬局事務学会 (著)／日本能率協会マネジメントセンター
- 『薬局の現場ですぐに役立つ 薬局業務のエッセンス (薬剤師のためのスキルアップレ
  シピ)』：2020年6月11日／淺沼晋 (著), 雜賀智也 (監修)／秀和システム
- 『薬局の現場ですぐに役立つ 服薬指導のキホン (薬剤師のためのスキルアップレシピ)』：
  2020年1月25日／淺沼 晋 (著), 雜賀 智也 (監修)／秀和システム
- 『薬局の現場ですぐに役立つ 速習! 薬局の薬理学 (薬剤師のためのスキルアップレシ
  ピ)』：2020年10月28日／淺沼晋, 菅谷和也, 森田啓一 (著), 雜賀智也 (監修)／秀
  和システム
- 『改善のための戦略デザイン 薬局DX』：
  2024年3月22日／淺沼晋, 雜賀智也, 髙尾理雄, 飯田慎也, 植村卓哉 (著)／秀和
  システム

巻末資料

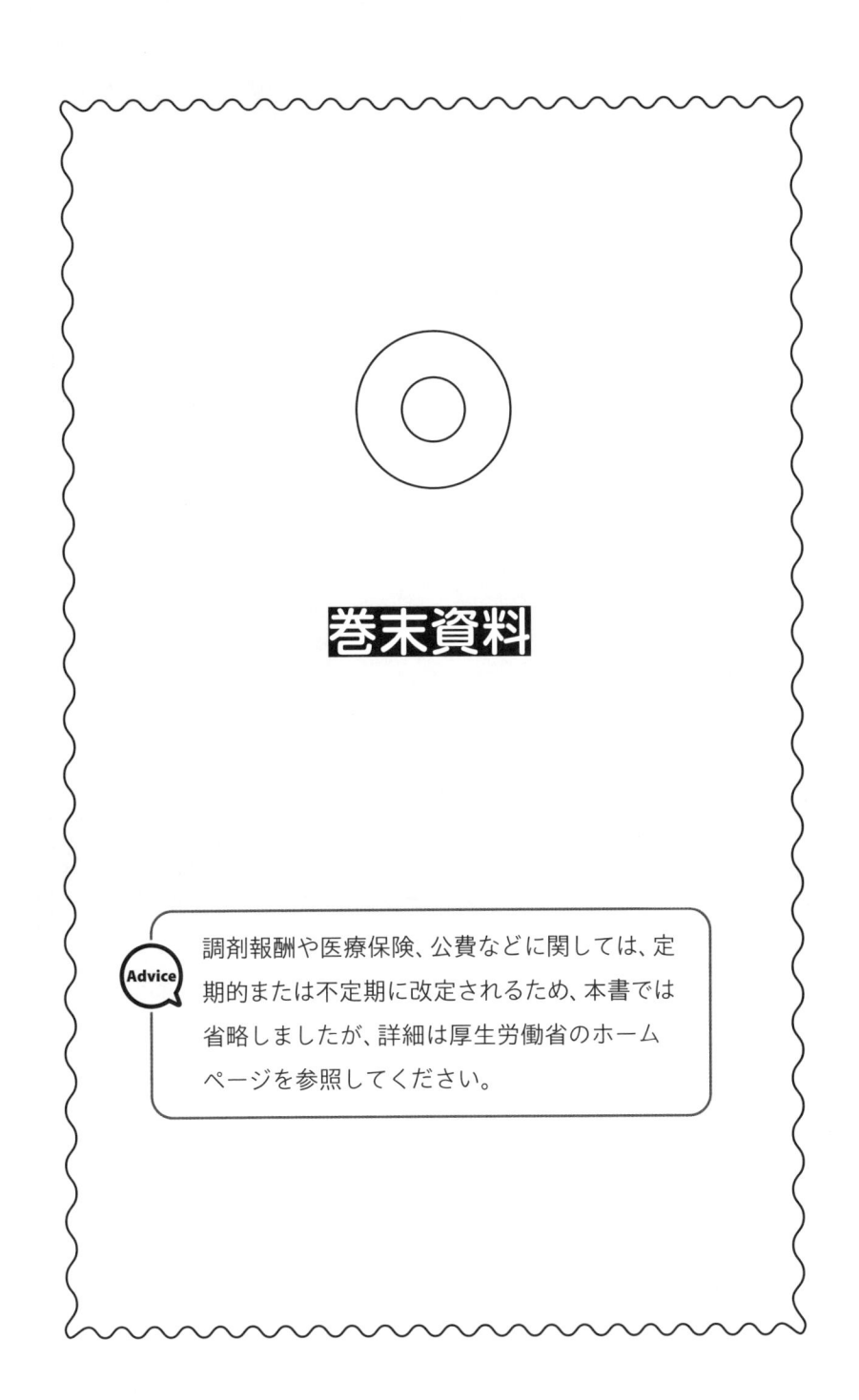

Advice 調剤報酬や医療保険、公費などに関しては、定期的または不定期に改定されるため、本書では省略しましたが、詳細は厚生労働省のホームページを参照してください。

薬局で扱う主な医薬品

●降圧薬（高血圧治療薬）

　高血圧症には、高血圧症全体の90％以上を占める「原因の特定できない本態性高血圧症」と、腎性高血圧症のような「基礎疾患が原因となって発症する二次性高血圧症」があります。降圧薬は、心拍出量を低下させる作用や末梢血管抵抗を低下させる作用によって血圧を正常範囲にし、脳心血管疾患や腎障害などの発症・進展・再発を予防します。

●主な降圧薬

一般名	商品名	説明
アムロジピンベシル酸塩	アムロジン、ノルバスク	血管拡張
シルニジピン	アテレック	血管拡張
ベニジピン塩酸塩	コニール	血管拡張
エナラプリルマレイン酸塩	レニベース	血管拡張
アジルサルタン	アジルバ	血管拡張
イルベサルタン	イルベタン、アバプロ	血管拡張
オルメサルタン メドキソミル	オルメテック	血管拡張
バルサルタン	ディオバン	血管拡張
ロサルタンカリウム	ニューロタン	血管拡張
テルミサルタン	ミカルディス	血管拡張
ドキサゾシンメシル酸塩	カルデナリン	末梢血管拡張
アテノロール	テノーミン	心拍出量低下
ビソプロロールフマル酸塩	メインテート	心拍出量低下
カルベジロール	アーチスト	血管拡張・心拍出量低下

（次ページに続く）

一般名	商品名	説明
トリクロルメチアジド	フルイトラン	循環血液量減少
フロセミド	ラシックス	循環血液量減少
スピロノラクトン	アルダクトンA	循環血液量減少
エサキセレノン	ミネブロ	循環血液量減少

● 心不全治療薬

　心不全とは、心臓のポンプ機能が低下して全身が必要とする血液を十分に送り出せなくなった状態をいいます。心不全治療薬は、心不全の悪化を防ぐために、心筋収縮力の増強や負荷の軽減を目的として用いられます。

● 主な心不全治療薬

一般名	商品名	説明
ジゴキシン	ジゴキシンKY、ハーフジゴキシンKY	心筋収縮力を増強
トリクロルメチアジド	フルイトラン	心臓の負荷を軽減
フロセミド	ラシックス	心臓の負荷を軽減
スピロノラクトン	アルダクトンA	心臓の負荷を軽減
トルバプタン	サムスカ	心臓の負荷を軽減
カンデサルタン シレキセチル	ブロプレス	心臓の負荷を軽減
ビソプロロールフマル酸塩	メインテート	心臓の負荷を軽減
カルベジロール	アーチスト	心臓の負荷を軽減
サクビトリルバルサルタンナトリウム水和物	エンレスト	心臓の負荷を軽減

● 抗不整脈薬

　不整脈は、心臓の拍動のリズムが乱れたり、拍動が極端に多かったり少なかったりする状態です。抗不整脈薬は、心臓の興奮発生や興奮伝達の異常を改善することによって、心臓のリズムを整えます。

● 主な抗不整脈薬

一般名	商品名	説明
ジソピラミド	リスモダン	心臓のリズムを整える
アテノロール	テノーミン	心臓のリズムを整える
ビソプロロールフマル酸塩	メインテート	心臓のリズムを整える
アミオダロン塩酸塩	アンカロン	心臓のリズムを整える
ベラパミル	ワソラン	心臓のリズムを整える
ジルチアゼム塩酸塩	ヘルベッサー	心臓のリズムを整える

● 狭心症治療薬

　狭心症は、心臓へ血液を送る冠動脈が狭くなるなどの原因で心臓への血液供給が不足し、心筋の酸素供給と消費のバランスが崩れることによって起こる疾患です。狭心症治療薬は、冠動脈を拡張して冠血流量を増やすことで酸素供給を増加させたり、心筋の仕事量を減らすことで酸素需要を減少させたりします。

● 主な狭心症治療薬

一般名	商品名	説明
ニトログリセリン	ニトロペン	硝酸薬、冠動脈拡張
アテノロール	テノーミン	心筋収縮力と心拍数を低下
ビソプロロールフマル酸塩	メインテート	心筋収縮力と心拍数を低下
アムロジピンベシル酸塩	アムロジン、ノルバスク	冠動脈と末梢動脈を拡張
ニフェジピン	アダラート	冠動脈と末梢動脈を拡張
ジピリダモール	ペルサンチン	冠血管拡張薬
ニコランジル	シグマート	冠血管拡張薬

●抗血小板薬

　血小板は止血の役割を担っています。抗血小板薬は、血小板凝集を抑制して血小板血栓の形成を阻害する薬です。

●主な抗血小板薬

一般名	商品名	説明
アスピリン	バイアスピリン	血小板凝集を抑制
クロピドグレル硫酸塩	プラビックス	血小板凝集を抑制
イコサペント酸エチル	エパデール	血小板凝集を抑制
シロスタゾール	プレタール	血小板凝集を抑制

●抗凝固薬

　抗凝固薬は、血液凝固を防ぐことで血栓の進展防止、血栓症の予防、再発防止に用いられます。

●主な抗凝固薬

一般名	商品名	説明
ワルファリンカリウム	ワーファリン	血液凝固を防ぐ
リバーロキサバン	イグザレルト	血液凝固を防ぐ
アピキサバン	エリキュース	血液凝固を防ぐ
エドキサバントシル酸塩水和物	リクシアナ	血液凝固を防ぐ

●気管支喘息治療薬

　気管支喘息は、気道の慢性炎症、可逆的な気道閉塞、気道過敏性を特徴とする疾患です。アレルゲンやケミカルメディエーターなどの刺激により発作的に起こる気道狭窄によって喘鳴、呼気延長、呼吸困難を繰り返します。

　気管支喘息の治療薬は、気道炎症の改善と気管支拡張を目的に使用されます。

一般名	商品名	説明
サルブタモール硫酸塩	サルタノール	気管支拡張
プロカテロール塩酸塩水和物	メプチンエアー	気管支拡張
サルメテロールキシナホ酸塩＋フルチカゾンプロピオン酸エステル	アドエア	気管支拡張＋炎症抑制
ホルモテロールフマル酸塩水和物＋ブデソニド	シムビコート	気管支拡張＋炎症抑制
ビランテロールトリフェニル酢酸塩＋フルチカゾンフランカルボン酸エステル	レルベア	気管支拡張＋炎症抑制
プロカテロール塩酸塩水和物	メプチン	気管支拡張
ツロブテロール塩酸塩	ホクナリン	気管支拡張
テオフィリン	テオドール	気管支拡張
フルチカゾンプロピオン酸エステル	フルタイド	炎症抑制
ブデソニド	パルミコート	炎症抑制
クロモグリク酸ナトリウム	インタール	喘息発作予防
プランルカスト水和物	オノン	喘息発作予防
モンテルカストナトリウム	キプレス、シングレア	喘息発作予防
メキタジン	ゼスラン、ニポラジン	喘息発作予防

● 鎮咳薬、去痰薬

　咳は気道内の分泌物や異物を体外へ排出する生体防御反応であり、鎮咳薬はこの咳を抑える薬です。痰は気道に侵入した異物を体外に排出するための生体防御反応の1つであり、この痰を喀出しやすくする薬が去痰薬です。

●主な鎮咳薬、去痰薬

一般名	商品名	説明
コデインリン酸塩水和物	コデインリン酸塩	麻薬性鎮咳薬
チペピジンヒベンズ酸塩	アスベリン	非麻薬性鎮咳薬
デキストロメトルファン臭化水素酸塩水和物	メジコン	非麻薬性鎮咳薬
L-カルボシステイン	ムコダイン	去痰薬(気道粘液修復薬)
アンブロキソール塩酸塩	ムコソルバン、ムコサール-L	去痰薬(気道潤滑薬)
ブロムヘキシン塩酸塩	ビソルボン	去痰薬(気道粘液溶解薬)

●胃・十二指腸潰瘍治療薬

　胃・十二指腸潰瘍は、胃・十二指腸の粘膜に生じ、粘膜筋板を越えて組織を損傷した状態です。心窩部痛、腹部膨満感、悪心・嘔吐などの症状を呈します。胃・十二指腸潰瘍の病因には、攻撃因子(胃酸など)と防御因子(胃粘液など)のアンバランスがあり、正常な状態ではこのバランスが保たれていますが、バランスが崩れ、「攻撃因子＞防御因子」という状態になることで発症します。胃・十二指腸潰瘍の治療には、攻撃因子を抑制する薬、防御因子を増強する薬、ヘリコバクター・ピロリを除菌する薬が用いられます。

●主な胃・十二指腸潰瘍治療薬

一般名	商品名	説明
ニザチジン	アシノン	攻撃因子抑制薬
ファモチジン	ガスター	攻撃因子抑制薬
オメプラゾール	オメプラール	攻撃因子抑制薬
ランソプラゾール	タケプロン	攻撃因子抑制薬
エソメプラゾールマグネシウム水和物	ネキシウム	攻撃因子抑制薬
ラベプラゾールナトリウム	パリエット	攻撃因子抑制薬

(次ページに続く)

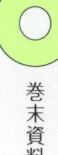

巻末資料

ボノプラザンフマル酸塩	タケキャブ	攻撃因子抑制薬
酸化マグネシウム	酸化マグネシウム	攻撃因子抑制薬
チキジウム臭化物	チアトン	攻撃因子抑制薬
ブチルスコポラミン臭化物	ブスコパン	攻撃因子抑制薬
ロートエキス	ロートエキス	攻撃因子抑制薬
オキセサゼイン	ストロカイン	攻撃因子抑制薬
スクラルファート水和物	アルサルミン	胃粘膜修復・保護薬(防御因子増強)
テプレノン	セルベックス	胃粘膜修復・保護薬(防御因子増強)
レバミピド	ムコスタ	胃粘膜修復・保護薬(防御因子増強)
ボノプラザンフマル酸塩＋アモキシシリン水和物＋クラリスロマイシン	ボノサップ	ヘリコバクター・ピロリ除菌薬

●便秘・下痢に用いる薬

便秘は、本来体外に排出すべき糞便を、十分な量だけ、かつ快適に排出することができない状態をいいます。下痢は、腸管内の水分増加や腸蠕動運動の異常亢進、小腸・大腸の粘膜からの吸収障害などにより、無形軟便や泥状便、水様便となる状態です。

●便秘・下痢に用いられる主な薬

一般名	商品名	説明
センノシド	プルゼニド	便秘の薬
ピコスルファートナトリウム水和物	ラキソベロン	便秘の薬
酸化マグネシウム	酸化マグネシウム	便秘の薬
マクロゴール4000	モビコール	便秘の薬

（次ページに続く）

ルビプロストン	アミティーザ	便秘の薬
エロビキシバット水和物	グーフィス	便秘の薬
ロペラミド塩酸塩	ロペミン	下痢の薬
タンニン酸アルブミン	タンニン酸アルブミン	下痢の薬
天然ケイ酸アルミニウム	アドソルビン	下痢の薬
ベルベリン塩化物水和物	フェロベリン	腸内殺菌薬 （下痢に効果を示す）

●消化器症状に用いるその他の薬

　消化器症状には、上腹部の不定愁訴や嘔吐、過敏性腸症候群などの症状
があります。

●消化器症状に用いられる主な薬

一般名	商品名	説明
イトプリド塩酸塩	ガナトン	胃腸機能改善薬
スルピリド	ドグマチール	胃腸機能改善薬
ドンペリドン	ナウゼリン	胃腸機能改善薬、制吐薬
メトクロプラミド	プリンペラン	胃腸機能改善薬、制吐薬
モサプリドクエン酸塩水和物	ガスモチン	胃腸機能改善薬
ラモセトロン塩酸塩	イリボー	過敏性腸症候群治療薬
トリメブチンマレイン酸塩	セレキノン	過敏性腸症候群治療薬
ポリカルボフィルカルシウム	ポリフル、コロネル	過敏性腸症候群治療薬
リナクロチド	リンゼス	過敏性腸症候群治療薬
アコチアミド塩酸塩水和物	アコファイド	機能性ディスペプシア 治療薬
メサラジン	アサコール、ペンタサ、 リアルダ	潰瘍性大腸炎治療薬
サラゾスルファピリジン	サラゾピリン	潰瘍性大腸炎治療薬

●前立腺肥大症治療薬

　男性の尿道は前立腺で囲まれています。前立腺肥大症は、主に加齢によってもに前立腺が次第に肥大し、尿道を圧迫することで排尿障害(頻尿、残尿感、尿勢の低下)をきたすもので、患者の生活の質に影響を与えます。

● 主な前立腺肥大症治療薬

一般名	商品名	説明
タムスロシン塩酸塩	ハルナール	前立腺を弛緩させ尿道圧迫改善
シロドシン	ユリーフ	前立腺を弛緩させ尿道圧迫改善
デュタステリド	アボルブ	前立腺を収縮させ排尿障害改善

●過活動膀胱治療薬

　過活動膀胱は、尿意切迫感、頻尿、切迫性尿失禁などの症状を呈する疾患です。

● 主な過活動膀胱治療薬

一般名	商品名	説明
イミダフェナシン	ウリトス、ステーブラ	排尿筋過活動を抑制
プロピベリン塩酸塩	バップフォー	排尿筋過活動を抑制
コハク酸ソリフェナシン	ベシケア	排尿筋過活動を抑制
ビベグロン	ベオーバ	膀胱の畜尿機能を高める
ミラベグロン	ベタニス	膀胱の畜尿機能を高める
生薬(地黄ほか)	八味地黄丸	漢方薬
生薬(地黄ほか)	牛車腎気丸	漢方薬

●糖尿病治療薬

糖尿病とは「インスリン作用不足による慢性の高血糖状態を主徴とする代謝疾患群」と定義され、1型糖尿病、2型糖尿病、妊娠糖尿病、その他特定の機序・疾患によるもの(遺伝子異常、肝疾患、薬剤性など)があります。

1型糖尿病の治療にはインスリンの注射を、2型糖尿病の治療には食事療法・運動療法をベースとし、それでも血糖コントロールが不良の場合には経口血糖降下薬を用います。高血糖状態が続くと、様々な合併症・疾患を引き起こします。特に、神経障害(手足のしびれ、進展により壊疽を起こす)、網膜症(視力低下をきたし、進行すると失明する)、腎症(腎機能が低下する。透析導入理由の第1位)は3大合併症と呼ばれています。

●主な糖尿病治療薬

一般名	商品名	説明
メトホルミン塩酸塩	メトグルコ、グリコラン	血糖降下薬
ピオグリタゾン塩酸塩	アクトス	血糖降下薬
グリメピリド	アマリール	血糖降下薬(インスリン分泌促進)
グリクラジド	グリミクロン	血糖降下薬(インスリン分泌促進)
ミチグリニドカルシウム水和物	グルファスト	血糖降下薬(インスリン分泌促進)
レパグリニド	シュアポスト	血糖降下薬(インスリン分泌促進)
ボグリボース	ベイスン	食後の血糖上昇抑制
エンパグリフロジン	ジャディアンス	過剰なグルコースを尿で排泄
ダパグリフロジンプロピレングリコール水和物	フォシーガ	過剰なグルコースを尿で排泄
ビルダグリプチン	エクア	血糖降下薬

(次ページに続く)

巻末資料

シタグリプチンリン酸塩水和物	ジャヌビア、グラクティブ	血糖降下薬
テネリグリプチン 臭化水素酸塩水和物	テネリア	血糖降下薬
セマグルチド	リベルサス	血糖降下薬(経口)
セマグルチド	オゼンピック	血糖降下薬(注射)
リラグルチド	ビクトーザ	血糖降下薬(注射)
チルゼパチド	マンジャロ	血糖降下薬(注射)
インスリン アスパルト	ノボラピッド	インスリン自己注射薬
インスリン リスプロ	ヒューマログ	インスリン自己注射薬
インスリン テグルテク + インスリン アスパルト	ライゾデグ	インスリン自己注射薬

● 脂質異常症治療薬

脂質異常症は、高LDL(悪玉)コレステロール血症、高トリグリセライド(TG：中性脂肪)血症、低HDL(善玉)コレステロール血症等の血清中脂質の異常をきたす疾患で、狭心症や心筋梗塞などの冠動脈疾患、動脈硬化の危険因子です。脂質異常症では、動脈硬化の進行を遅らせて血管イベントの発生・再発を防ぐことが重要であるため、脂質異常症治療薬によって血清LDLコレステロールやTGを低下させることにより、動脈硬化性疾患の予防と治療を行います。

● 主な脂質異常症治療薬

一般名	商品名	説明
ロスバスタチンカルシウム	クレストール	コレステロール合成抑制
プラバスタチンナトリウム	メバロチン	コレステロール合成抑制
ピタバスタチンカルシウム	リバロ	コレステロール合成抑制
アトルバスタチンカルシウム水和物	リピトール	コレステロール合成抑制
シンバスタチン	リポバス	コレステロール合成抑制

（次ページに続く）

フルバスタチンナトリウム	ローコール	コレステロール合成抑制
ペマフィブラート	パルモディア	血中TGを低下させる
ベザフィブラート	ベザトールSR	血中TGを低下させる
エゼチミブ	ゼチーア	コレステロール吸収阻害
イコサペント酸エチル(EPA)	エパデール	血中コレステロールと 血中TGを低下させる
オメガ-3脂肪酸エチル	ロトリガ	血中コレステロールと 血中TGを低下させる

●痛風・高尿酸血症治療薬

　痛風は、尿酸の生成過剰や排泄低下などの代謝異常によって高尿酸血症となり、尿酸塩が析出して関節腔内に沈着し、炎症を起こして激痛を伴う発作が起こる疾患です。高尿酸血症は、血清尿酸値が7.0mg/dLを超えた場合をいい、急性痛風関節炎や痛風結節、腎障害、尿路結石の原因になります。

●主な痛風・高尿酸血症治療薬

一般名	商品名	説明
コルヒチン	コルヒチン	痛風発作を抑制
アロプリノール	ザイロリック	尿酸生成抑制薬
トピロキソスタット	トピロリック、ウリアデック	尿酸生成抑制薬
フェブキソスタット	フェブリク	尿酸生成抑制薬
ベンズブロマロン	ユリノーム	尿酸排泄促進薬
ドチヌラド	ユリス	尿酸排泄促進薬

●骨粗鬆症治療薬

　骨粗鬆症は、古い骨を代謝する骨吸収と、新しい骨を作る骨形成のバランスが崩れ、骨吸収が亢進して骨形成で補えなくなり、骨密度が低下して骨折の危険性が高まる疾患です。

● 主な骨粗鬆症治療薬

一般名	商品名	説明
リセドロン酸ナトリウム水和物	アクトネル、ベネット	骨吸収抑制
ミノドロン酸水和物	ボノテオ、リカルボン	骨吸収抑制
イバンドロン酸ナトリウム水和物	ボンビバ	骨吸収抑制
ラロキシフェン塩酸塩	エビスタ	骨吸収抑制
バゼドキシフェン酢酸塩	ビビアント	骨吸収抑制
アルファカルシドール	アルファロール	カルシウム吸収促進により骨形成促進
エルデカルシトール	エディロール	カルシウム吸収促進により骨形成促進

● 感染症治療薬

　感染症とは、病原性微生物（ウイルスや細菌、真菌、原虫など）の感染により急性および慢性症状を呈する疾患です。抗菌薬、抗真菌薬、抗ウイルス薬などが用いられます。

● 主な感染症治療薬

一般名	商品名	説明
アモキシシリン水和物	サワシリン	ペニシリン系抗菌薬
セファレキシン	ケフレックス	セフェム系抗菌薬
セフカペン ピボキシル塩酸塩水和物	フロモックス	セフェム系抗菌薬
セフジトレンピボキシル	メイアクト	セフェム系抗菌薬
ゲンタマイシン硫酸塩	ゲンタシン	アミノグリコシド系抗菌薬
ミノサイクリン塩酸塩	ミノマイシン	テトラサイクリン系抗菌薬
エリスロマイシンエチルコハク酸エステル	エリスロシン	マクロライド系抗菌薬
クラリスロマイシン	クラリス、クラリシッド	マクロライド系抗菌薬
アジスロマイシン水和物	ジスロマック	マクロライド系抗菌薬

（次ページに続く）

トスフロキサシントシル酸塩水和物	オゼックス	ニューキノロン系抗菌薬
レボフロキサシン水和物	クラビット	ニューキノロン系抗菌薬
ラスクフロキサシン塩酸塩	ラスビック	ニューキノロン系抗菌薬
ホスホマイシンカルシウム水和物	ホスミシン	細胞壁合成阻害抗菌薬
ケトコナゾール	ニゾラール	アゾール系抗真菌薬
テルビナフィン塩酸塩	ラミシール	アミン系抗真菌薬
ラニナビルオクタン酸エステル水和物	イナビル	抗インフルエンザ薬
オセルタミビルリン酸塩	タミフル	抗インフルエンザ薬
ザナミビル水和物	リレンザ	抗インフルエンザ薬
バロキサビル マルボキシル	ゾフルーザ	抗インフルエンザ薬
アシクロビル	ゾビラックス	抗ヘルペス薬
バラシクロビル塩酸塩	バルトレックス	抗ヘルペス薬
ファムシクロビル	ファムビル	抗ヘルペス薬
エンシトレルビル フマル酸	ゾコーバ	抗 SARS-CoV-2薬
ニルマトレルビル／リトナビル	パキロビッド	抗 SARS-CoV-2薬
モルヌピラビル	ラゲブリオ	抗 SARS-CoV-2薬
イベルメクチン	ストロメクトール	駆虫薬、疥癬治療薬

●抗炎症薬

　炎症とは、外傷や感染症、異物の侵入などの生体組織への様々な刺激に対して起こる生体防御反応で、血管拡張と毛細血管透過性亢進から、白血球の血管外への遊走を経て組織を修復するまでの一連の過程をいいます。炎症は生体防御反応であるため、必ず抑えなければならないものではありませんが、炎症反応が過剰で生体への悪影響が懸念される場合には、抗炎症薬を使用して抑える必要があります。

●主な抗炎症薬

一般名	商品名	説明
アスピリン	バファリン	非ステロイド性抗炎症薬(NSAIDs)
セレコキシブ	セレコックス	非ステロイド性抗炎症薬(NSAIDs)
イブプロフェン	ブルフェン	非ステロイド性抗炎症薬(NSAIDs)
ジクロフェナクナトリウム	ボルタレン	非ステロイド性抗炎症薬(NSAIDs)
ケトプロフェン	モーラス	非ステロイド性抗炎症薬(NSAIDs)
ロキソプロフェンナトリウム水和物	ロキソニン	非ステロイド性抗炎症薬(NSAIDs)
アセトアミノフェン	カロナール	アニリン誘導体(※解熱・鎮痛作用はあるが、抗炎症作用はほとんどない)

●抗アレルギー薬

　アレルギーは、免疫反応が過剰に働くことで生じる生体に有害な反応で、身近なものでは蕁麻疹、気管支喘息、アトピー性皮膚炎、アレルギー性鼻炎、花粉症などがあります。

●主な抗アレルギー薬

一般名	商品名	説明
d-クロルフェニラミンマレイン酸塩	ポララミン	抗ヒスタミン薬
ジフェンヒドラミン	レスタミン	抗ヒスタミン薬
ケトチフェンフマル酸塩	ザジテン	抗ヒスタミン薬
フェキソフェナジン塩酸塩	アレグラ	非鎮静性抗ヒスタミン薬
エピナスチン塩酸塩	アレジオン	非鎮静性抗ヒスタミン薬
オロパタジン塩酸塩	アレロック	非鎮静性抗ヒスタミン薬
ロラタジン	クラリチン	非鎮静性抗ヒスタミン薬
レボセチリジン塩酸塩	ザイザル	非鎮静性抗ヒスタミン薬

（次ページに続く）

セチリジン塩酸塩	ジルテック	非鎮静性抗ヒスタミン薬
メキタジン	ゼスラン、ニポラジン	非鎮静性抗ヒスタミン薬
ベポタスチンベシル酸塩	タリオン	非鎮静性抗ヒスタミン薬
デスロラタジン	デザレックス	非鎮静性抗ヒスタミン薬
ビラスチン	ビラノア	非鎮静性抗ヒスタミン薬
ルパタジンフマル酸塩	ルパフィン	非鎮静性抗ヒスタミン薬
クロモグリク酸ナトリウム	インタール	ケミカルメディエーター遊離抑制薬
プランルカスト水和物	オノン	ロイコトリエン(LT)受容体拮抗薬
モンテルカストナトリウム	キプレス、シングレア	ロイコトリエン(LT)受容体拮抗薬

●免疫疾患治療薬

　免疫とは、自己と非自己(細菌、ウイルス、がん細胞など／抗原)を識別して、非自己を排除することで自己を守ろうとする生体防御機構です。この免疫機構が過剰に作動してしまうことで生体に有害な反応を引き起こすのがアレルギーであり、自己の組織や臓器などを抗原として認識してしまうことで免疫反応を引き起こすのが自己免疫疾患(関節リウマチなど)です。

●主な免疫疾患治療薬

一般名	商品名	説明
メトトレキサート	リウマトレックス	関節リウマチ治療薬
シクロスポリン	ネオーラル	臓器移植における拒絶反応の抑制、アトピー性皮膚炎治療など
デルゴシチニブ	コレクチム	アトピー性皮膚炎治療薬
タクロリムス水和物	プロトピック	アトピー性皮膚炎治療薬
ジファミラスト	モイゼルト	アトピー性皮膚炎治療薬

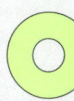

巻末資料

● 中枢神経系に作用する薬

中枢神経系とは脳と脊髄のことです。中枢神経系に作用する薬には、医療用麻薬のほか、てんかん、アルツハイマー病、うつ病などの治療薬があります。

● 中枢神経系に作用する主な薬

一般名	商品名	説明
コデインリン酸塩水和物	コデインリン酸塩	咳止め(アヘンアルカロイド)
オキシコドン塩酸塩水和物	オキノーム	鎮痛薬(アヘンアルカロイド)
フェンタニルクエン酸塩	フェントス	鎮痛薬(合成麻薬性鎮痛薬)
トラマドール塩酸塩 (トラムセット:トラマドール塩酸塩 +アセトアミノフェン)	トラマール、ワントラム、トラムセット	鎮痛薬(非麻薬性鎮痛薬)
カルバマゼピン	テグレトール	抗てんかん薬
バルプロ酸ナトリウム	デパケン	抗てんかん薬
エンタカボン	コムタン	抗パーキンソン病薬
セレギリン塩酸塩	エフピー	抗パーキンソン病薬 (覚醒剤原料)
ドネペジル塩酸塩	アリセプト	抗アルツハイマー病薬
メマンチン塩酸塩	メマリー	抗アルツハイマー病薬
リスペリドン	リスパダール	統合失調症治療薬
アリピプラゾール	エビリファイ	統合失調症治療薬
エチゾラム	デパス	抗不安薬
クロチアゼパム	リーゼ	抗不安薬
ロラゼパム	ワイパックス	抗不安薬
アルプラゾラム	ソラナックス、コンスタン	抗不安薬
トラゾドン塩酸塩	レスリン、デジレル	抗うつ薬
フルボキサミンマレイン酸塩	デプロメール、ルボックス	抗うつ薬

(次ページに続く)

パロキセチン塩酸塩水和物	パキシル	抗うつ薬
デュロキセチン塩酸塩	サインバルタ	抗うつ薬
ミルタザピン	リフレックス、レメロン	抗うつ薬
ボルチオキセチン臭化水素酸塩	トリンテリックス	抗うつ薬
ベタヒスチンメシル酸塩	メリスロン	めまい治療薬

●睡眠薬

　中枢神経系の機能を低下させて不眠状態を改善する薬を睡眠薬といいます。入眠に至るまでの時間を短縮させ、入眠後の覚醒回数・時間を減少し、睡眠時間を延長させます。睡眠薬は作用時間の違いにより、超短時間型、短時間型、中時間型、長時間型に分けられます。

●主な睡眠薬

一般名	商品名	説明
ゾルピデム酒石酸塩	マイスリー	超短時間型(2〜4時間)
トリアゾラム	ハルシオン	超短時間型(2〜4時間)
エスゾピクロン	ルネスタ	超短時間型(2〜4時間)
エチゾラム	デパス	短時間型(6〜10時間)
ブロチゾラム	レンドルミン	短時間型(6〜10時間)
フルニトラゼパム	サイレース	中時間型(12〜24時間)
エスタゾラム	ユーロジン	中時間型(12〜24時間)
スボレキサント	ベルソムラ	中時間型(12〜24時間)
クアゼパム	ドラール	長時間型(24時間〜)
ラメルテオン	ロゼレム	自然に近い睡眠を誘発
レンボレキサント	デエビゴ	脳を覚醒状態から睡眠状態へ

●緑内障治療薬

　緑内障とは、眼房水の産生と排出のバランスが崩れて眼圧が上昇し、激しい眼痛・頭痛が起こり、視野が狭くなり視力も低下してしまう疾患です。

●主な緑内障治療薬

一般名	商品名	説明
ラタノプロスト	キサラタン	眼房水排出促進
タフルプロスト	タプロス	眼房水排出促進
チモロールマレイン酸塩	チモプトール	眼房水産生抑制
カルテオロール塩酸塩	ミケラン	眼房水産生抑制
ブリンゾラミド	エイゾプト	眼房水産生抑制
ブリモニジン酒石酸塩	アイファガン	眼房水流出促進
リパスジル塩酸塩水和物	グラナテック	眼房水流出促進

●白内障治療薬

　白内障は、水晶体のたんぱく質が加齢や紫外線などで変性し、白濁して視力が低下する疾患です。

●主な白内障治療薬

一般名	商品名	説明
ピレノキシン	ピレノキシン	白内障の進行抑制

●ステロイド外用薬

　ステロイド外用薬は、効果が最も強いStrongestから最も弱いweakまでの5段階に分類されています。

●ステロイド外用薬一覧

ランク	濃度	一般名	代表的な製品名
I群 Strongest	0.05% 0.05%	クロベタゾールプロピオン酸エステル ジフロラゾン酢酸エステル	デルモベート ジフラール ダイアコート
II群 Very strong	0.1% 0.05% 0.05% 0.064% 0.05% 0.1% 0.1% 0.1%	モメタゾンフランカルボン酸エステル ベタメタゾン酪酸エステルプロピオン酸エステル フルオシノニド ベタメタゾンジプロピオン酸エステル ジフルプレドナート アムシノニド ジフルコルトロン吉草酸エステル 酪酸プロピオン酸ヒドロコルチゾン	フルメタ アンテベート トプシム リンデロン-DP マイザー ビスダーム テクスメテン ネリゾナ パンデル
III群 Strong	0.3% 0.1% 0.12% 0.12% 0.025%	デプロドンプロピオン酸エステル デキサメタゾンプロピオン酸エステル デキサメタゾン吉草酸エステル ベタメタゾン吉草酸エステル フルオシノロンアセトニド	エクラー メサデルム ボアラ ベトネベート リンデロン-V フルコート
IV群 Medium	0.3% 0.1% 0.1% 0.05% 0.1% 0.1%	プレドニゾロン吉草酸エステル酢酸エステル トリアムシノロンアセトニド アルクロメタゾンプロピオン酸エステル クロベタゾン酪酸エステル ヒドロコルチゾン酪酸エステル デキサメタゾン	リドメックス レダコート アルメタ キンダベート ロコイド グリメサゾン オイラゾン
V群 Weak	0.5%	プレドニゾロン	プレドニゾロン

出典：「アトピー性皮膚炎診療ガイドライン2018」（日本皮膚科学会ほか）、一部改変

索引

●た行

●著者紹介

淺沼　晋（あさぬま すすむ）

マルハチメディカル合同会社／マルハチ薬局 代表。東京都小笠原村母島出身、東邦大学薬学部卒業、薬剤師。離島医療、地域医療への貢献を目指し、東京都江東区でマルハチ薬局を運営。著書に『薬局の現場ですぐに役立つ 服薬指導のキホン』『改革・改善のための戦略デザイン 薬局DX』（以上、秀和システム）などがある。

石橋　公美（いしばし くみ）

調剤事務歴11年。調剤事務として薬局に勤務。

雑賀　美穂（さいか みほ）

医療ライティングオフィス・キートスメディカル代表。保険薬局で調剤事務を経験。登録販売者資格を有する。

協力　メディカルライターズネット

●イラスト

加藤　華代（かとう はなよ）

これで安心！ はじめての調剤事務
現場で役立つ調剤事務の全仕事

発行日	2025年 4月30日	第1版第1刷

著　者　淺沼　晋／石橋　公美／雑賀　美穂

発行者　斉藤　和邦

発行所　株式会社　秀和システム
　　　　〒135-0016
　　　　東京都江東区東陽2-4-2　新宮ビル2F
　　　　Tel 03-6264-3105（販売）Fax 03-6264-3094

印刷所　三松堂印刷株式会社　　　　Printed in Japan

ISBN978-4-7980-7045-2 C3047